血液透析血管通路手术与腔内介入实践指南

Practical Guide to Surgical and Endovascular Hemodialysis Access Management

原著　Jackie Pei Ho　Kyung J Cho　Po-Jen Ko
　　　Sung-Yu Chu　Anil Gopinathan
翻译　海峡两岸医药卫生交流协会血管外科专业委员会
　　　血液透析血管通路学组
主译　刘杨东

科学出版社
北　京

图字：01-2018-2936 号

内 容 简 介

依赖血液透析的肾衰竭患者数量在世界范围内普遍增加。对这些患者而言，血液透析血管通路是他们的生命线。无论在发达国家还是发展中国家，血液透析通路建立与并发症处理是这些患者最主要的住院原因。而正确的临床决策，良好的设计及手术实施，可以使这些患者受益最大化，也减少了不必要的治疗费用。本书是从事肾衰竭患者血液透析通路建立、并发症治疗及随访管理的医护人员临床工作的实践指南。无论是针对常见状况的基本处理原则，还是针对特殊棘手状态时的处理思考方式，本书都通过丰富的临床案例进行解读。

本书是刚进入血液透析血管通路领域医务人员的必备读物，也希望为有意在该领域有更深入发展的医务人员提供一臂之力。

图书在版编目 (CIP) 数据

血液透析血管通路手术与腔内介入实践指南 / (新加坡) 何蓓等著；刘杨东主译 . ——北京：科学出版社，2018.5
书名原文：Practical Guide to Surgical and Endovascular Hemodialysis Access Management
ISBN 978-7-03-057259-2

Ⅰ . ①血… Ⅱ . ①何… ②刘… Ⅲ . ①血液透析 - 指南 Ⅳ . ① R459.5-62

中国版本图书馆 CIP 数据核字 (2018) 第 081662 号

责任编辑：戚东桂 / 责任校对：张小霞
责任印制：赵 博 / 封面设计：陈 敬

科学出版社 出版
北京东黄城根北街 16 号
邮政编码：100717
http://www.sciencep.com
北京建宏印刷有限公司印刷
科学出版社发行 各地新华书店经销
*
2018 年 5 月第 一 版 开本：720×1000 1/16
2024 年 6 月第六次印刷 印张：12 1/2
字数：239 000
定价：150.00 元
（如有印装质量问题，我社负责调换）

关于主译

刘杨东，男，博士。于重庆医科大学附属第一医院血管外科工作。现担任中国医师协会腔内血管学专业委员会血液透析通路学组副主任委员、中国非公立医疗机构协会肾脏病透析专业委员会血管通路委员会副主任委员、中国医疗保健国际交流促进会血管外科分会血液透析通路学组常务委员、中国医师协会腔内血管学专业委员会委员、中国医院管理协会血液净化中心管理分会血液透析通路学组委员、海峡两岸医药卫生交流协会血管外科专业委员会血液透析血管通路学组委员兼 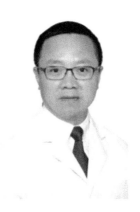 秘书长、大中华透析通路学院荣誉顾问、重庆市血液透析血管通路学组副组长。

1992 年毕业于重庆医科大学医学系，1996 ～ 2001 年在重庆医科大学攻读硕士、博士学位，2001 年 7 月获外科学博士学位。2001 ～ 2003 年在上海第二军医大学长海医院全军血管外科研究所从事博士后研究。2011 年赴美国 Stanford 大学医学中心血管外科中心研修。还先后到英国、西班牙、日本、韩国等国家及中国台湾和香港地区访问交流 。

擅长疑难、复杂血液透析血管通路的建立和维护，尤其对人工血管动静脉内瘘的建立和维护有深入研究，并对应用介入技术处理各种复杂和疑难内瘘并发症有丰富的经验。

《血液透析血管通路手术与腔内介入实践指南》翻译委员会

顾　问　陈　忠（首都医科大学附属北京安贞医院）

　　　　赵　渝（重庆医科大学附属第一医院）

主　译　刘杨东

译　者　（按姓氏汉语拼音排序）

　　　　傅麒宁（重庆医科大学附属第一医院）

　　　　李海磊（香港大学深圳医院）

　　　　梁　卫（上海交通大学医学院附属仁济医院）

　　　　梁刚柱（首都医科大学附属北京世纪坛医院）

　　　　刘杨东（重庆医科大学附属第一医院）

　　　　施娅雪（上海中医药大学附属龙华医院）

　　　　叶　红（南京医科大学第二附属医院）

　　　　叶志东（中日友好医院）

　　　　郁正亚（首都医科大学附属北京同仁医院）

审　核　Jackie Pei Ho（何蓓）

　　　　Po-Jen Ko（柯博仁）

　　　　Sung-Yu Chu（朱崧毓）

中文版制图　傅麒宁

Authors

Jackie Pei Ho 何蓓
Associate Professor
University Surgical Cluster
Yong Loo Lin School of Medicine
National University of Singapore
Consultant
Department of Cardiac, Thoracic & Vascular Surgery
National University Health System
Singapore

Kyung Jae Cho
Professor of Radiology
Department of Radiology
University of Michigan Medical School
Ann Arbor, MI, USA

Po-Jen Ko 柯博仁
Section Chief of Vascular Surgery
Chang Gung Memorial Hospital
Linkou, Taiwan, China

Sung-Yu Chu 朱崧毓
Lecturer
Department of Medical Imaging and Intervention
Chang Gung Memorial Hospital
Linkou, Taiwan, China

Anil Gopinathan
Consultant （Interventional Radiology ）
Department of Diagnostic Imaging
National University Health System
Singapore

前　言

笔者的血管外科开放手术及腔内介入方面的培训始于 1999 年，但在 2006 年才开始从事血液透析血管通路方面的工作。这方面内容并非包含在医学教育及毕业后培训之中，在血管外科手术及腔内介入的专科培训中也未作强调。而当笔者真正开始从事这方面工作时，才发现这一领域专业性极强，要求标准高但同时也充满魅力。

血液透析血管通路是血液透析患者的生命线，但这一领域的工作与大多数血管外科及普外科有很大的差异。首先，大多数外科手术是一次性的操作，但是血液透析通路的建立和维护却通常需要反复的手术或腔内介入处理。通路在建立或维护后，因为需要接受频繁的穿刺使用而不断与环境发生作用，是通路领域工作的独特之处。在多数情况下，医师对于建立或维护通路都有着不止一种选择。一个成功的通路规划，不仅着眼于当前，同时也应该尽可能地减少长期使用所需要的手术或腔内介入治疗。目前通路领域使用的大多数器械和技术，都直接借自外周血管疾病领域，也因此，仍存在着很多尚未满足的需求。近年来，一些专为透析通路设计的器械出现，有望改写当前的临床现实。

在患者自身及各地医疗卫生系统巨大差异背景下，提供高水准的医疗服务是充满挑战的。它超越了任何一个医生个体的工作范畴。一个目标相同、理念一致、沟通高效、执行力强的多学科团队是重要的支撑保障。尽管在很多国家，这方面的医疗服务是被忽视的，但是越来越多的医院和从业人员开始关注这一领域。

这本书致力于为血液透析通路的建立、维护及翻修提供可供实践的知识、以循证医学为基础的指导及实用的技巧。同时希望这本书中提供的案例，在更生动地诠释基本治疗原则的同时，也能展现血液透析通路工作的复杂性与多样性。

Jackie P.Ho

傅麒宁译

致　谢

　　我非常感谢我的前辈、朋友、同事、学生。如果没有他们，这本书并不会如您现在所见地呈现。我感谢 Siow Woei Yun 医师鼓励我进行这本书的写作，Sydney Chung 教授为这本书的写作和内容设计提出了宝贵意见，感谢 Davide Lomanto 教授、Roger Ho 医师、Malvyn Zhang 医师、Aileen Wee 教授及 Carven Tam 女士在出版方面提供的帮助。感谢 Lee Chuen Neng 教授和 Yeoh Khay Guan 教授对我的支持，Lee Cheuk Hung 先生、Danny Cho 医师、Alfred Wong 医师、Cheng Shin Chuen 医师、Ye Zhidong 医师、Sujith Wijerathne 医师对部分章节的编写。感谢 Iris Yuet 女士、Han Young-Rok 先生、Jimmy So 教授在我写作的瓶颈期给予的鼓励。感谢 Kyi Zin Thant 女士和 Abdul Majeeth Salimdeen Razia 女士对书中图表进行绘制。感谢 Wong Weng Kin 医师和 Candy Wu 女士对于术中涉及血液透析的部分进行修订。感谢 Adeline Teo 女士、Florence Ang 女士和我的实习医师 Lynette Loo 医师、Arunesh Majumder 医师、Ryan Yak 医师、Amritpal Singh 医师、Thng Yong Xian 医师、Shum Jia Yi 医师帮助收集本书中的图片。感谢 Melody Hee Hui Shi 女士、Julia Hee Loo Chin 女士和 Chia Yong Qing 先生设计的封面，以及 World Scientific 出版公司的 Chua Hong Koon 先生、Darilyn Yap 女士和 Joy Quek 女士对于编辑方面提出的专业建议和为出版所做的工作。正是因为他们，让这本书写作的漫长征途，成为一个美好的旅程。

Jackie P.Ho

傅麒宁译

目　　录

第一章
血液透析通路建立总论

Jackie P. Ho

梁卫译

一、终末期肾衰竭与血液透析通路概述

全球终末期肾衰竭患者的发病率普遍增加[1]。日本、美国、葡萄牙、新加坡、墨西哥和中国台湾等是发病率最高的国家和地区。血液透析是肾脏替代治疗的一种方法，被大多数患者所接受[2]。血液透析通路已经成为终末期肾衰竭患者的生命线。

不同于其他血管疾病的治疗，血液透析通路包括建立一个非正常的血管通路，使其能与体外血液透析装置持续、可重复地连接。这种血管通路可以通过皮下隧道导管直接置入中心静脉（TCC）；或通过自体浅表静脉（自体动静脉内瘘，AVF）或者人工移植物（人工血管内瘘，AVG），建立动脉和静脉之间的新连接。

此外，许多终末期肾衰竭患者都合并心血管系统疾病，这些合并症会影响血液透析通路的选择、成功率、风险及持久性。

建立和维持血液透析通路，既需要血管外科手术技术，也需要血管腔内导丝和导管技术。规划和监测血液透析通路同样也需要特殊的知识和技巧。此书的目的就是全面地讲述这些内容。在走进这个特殊领域前，让我们先近距离地了解一下血液透析服务的核心——患者和通路使用者。

二、了解患者和通路使用者

1. 多元性　依靠血液透析的肾衰竭患者面临程度不一的医疗风险，包括各种并发症、社会心理及经济的问题。患者人群跨度从儿童到老年。部分患者存在很大的手术和麻醉风险。部分患者年轻、行动便利、预期寿命很长，而另外一些年老体弱的患者需要陪护就诊及治疗。终末期肾衰竭病因复杂多样，慢病共存在血液透析患者中很常见。这些患者由于长期受多种慢病的困扰，会产生心理和经济上的问题，增加血液透析治疗本身的困难。抑郁症和抑郁症状在血液透析患者中

并不少见。

2. 服务目的　血液透析通路是患者的生命线。血液透析可维持十几年甚至几十年。由此，我们不能把血液透析通路看作一次性的治疗项目，它需要一个长期的策略与规划。此外，所有患者都有不同的基础疾病、外科及心理问题[3,4]，所以需要为每位个体制订不同的治疗策略。我们的目标是使患者获得尽可能长的血液透析通路使用寿命、最少的外科手术及腔内干预，以及最少的通路相关并发症，同时也尽可能减少对患者及家属日常生活的影响。日间手术是一个很好的模式。临床医师同时需要更敏感地了解患者的情绪及心理状态，所以一个充满爱心的团队是血液透析通路治疗成功的关键因素之一。

3. 最终使用者　透析通路的使用者既不是肾脏科医师，也不是外科或者放射介入科医师。患者及血液透析中心的护士需要每周穿刺通路数次，他们才是真正的使用者。不幸的是，医疗服务团队和透析护士很少在一起工作。许多患者无法完全了解其通路的状况，又或者医师和护士无法沟通相关信息。医疗服务团队和血液透析护士间建立一个清晰而标准化的沟通方式能更好地提升透析通路治疗质量[5]。对患者进行通路评估和日常护理的专业教育能够更好地帮助他们维持自己的透析通路。在漫长的透析通路治疗过程中，患者本身也是团队中的重要成员。

4. 患者的预期　现代外科建立的透析通路被命名为"永久性通路"。这个"永久性"术语可能会产生一些误解。这些通路是永久性地建立在患者身上。但是，随着时间的推移通路可能发生老化、管腔狭窄，并不能被永久地使用。当这些通路失功时，患者会感到失望与沮丧，这和他们预期的"永久性"相去甚远。所以应该告知患者血液透析通路是"长期的"，而非"永久的"。血液透析通路特别是自体动静脉内瘘（AVF）的建立被认为是较小且简单的外科手术。患者期望从内瘘的建立到使用是一个直接、简单的过程，然而当通路成熟失败或者需要二次干预促进成熟时，患者会感到很沮丧。适当给予患者指导和教育能够帮助其更好地理解预期效果，避免产生不必要的负面情绪。

三、基 本 原 则

腹膜透析与血液透析各有优缺点。在建立血液透析通路前，必须充分告知患者两者的情况，并由患者自己做出决定。

（一）血液透析通路有三个基本要素（不包括中心静脉置管）

1. 好的流入道　医师必须找出一根动脉，这根动脉需要满足以下几点：易于手术解剖，适当的直径，好的流量，可以确保建立通路的同时不影响远端组织的血供。

2. 好的流出道 流出道静脉内血液能够通畅无阻地回流至右心房。

3. 好的管道 无论是自体浅表静脉还是人工血管，它的位置都能被很容易地穿刺。

（二）外科手术建立的几个基本原则

1. 总体而言，自体动静脉内瘘（AVF）优于人工血管动静脉内瘘（AVG）[6-8] 如果自体血管的直径和质量都令人满意，通常 AVF 较 AVG 有更好的通畅率和更低的感染并发症。

2. 优先使用最远端的自体静脉[6] 是为了保护近心端更多的血管，以备将来远端内瘘失功。前臂远端的头静脉是第一选择，其次是前臂中段头静脉和肘部静脉。贵要静脉位于上肢内侧浅表组织内面，毗邻前臂内侧皮神经，当前臂头静脉较细或已耗竭时可选用。前臂贵要静脉如果管径合适也能用以建立 AVF。

3. 选择非优势或非功能性肢体建立血液透析通路 由于每次 4 小时，每周 2 ~ 3 次的血液透析，患者不得不减少建立通路侧肢体的活动。透析结束后患者为减少再次出血的可能，仍有半天时间需减少活动通路侧肢体。所以把血液透析通路建立在非优势或非功能肢体上，对于患者而言会更便捷。特别是那些曾经发生过脑卒中的患者一侧肢体功能较弱时，这种选择更有意义。然而必须考虑到功能较弱侧肢体静脉可能发生萎缩和挛缩，在这侧肢体上建立通路和血液透析穿刺会更具有挑战性。

4. 上肢血液透析通路优于下肢 相较于上肢，下肢的血液透析通路既有医疗性[9]，又有社会性的劣势。下肢静脉狭窄和深静脉血栓的症状较上肢会导致更多的问题。上肢的卫生状况较好，发生感染并发症情况也较少。血液透析穿刺时暴露下肢会比上肢更令人窘迫，特别是女性患者。

5. 避免或尽可能缩短经皮中心静脉置管的时间 经皮中心静脉置管的缺点包括通路败血症、社交活动的不便，以及引发中心静脉狭窄或血栓形成（使用周期延长导致风险增加）。毫无疑问，对于那些生存期预期较长的患者，中心静脉置管应该避免或尽可能缩短使用时间。另一方面，中心静脉置管的优势在于无透析穿刺的痛苦，无窃血的风险，以及无须外科手术。对于一些特殊情况的患者，长期导管可能是最好的选择。例如，预期生命很短的患者（恶性肿瘤晚期、全身情况极差），四肢动脉弥漫性严重的动脉硬化闭塞，以及有高危出血风险的血液病患者。

在临床中，原则间可能存在相互矛盾，医师必须根据患者自身情况来权衡其中的利弊。以下是一些可供讨论的病例。

病例 1-1

患者，女，63 岁，体型瘦小。8 个月前行右颈内静脉置管，为建立血管通路来到诊室。除了糖尿病和高血压，患者同时患有抑郁症。超声检查提示患者左前臂头静脉平均直径 2.2mm，左肘上静脉直径 2.8mm。肱动脉、桡动脉、尺动脉搏动好。桡动脉直径 1.8mm。一个小直径的桡动脉和一个管径刚达标的静脉，左侧自体桡动脉 - 头静脉内瘘成熟的失败可能性很大。为了减少长期导管的使用时间和其可能引发的并发症，更合理的选择是采用前臂肘关节附近高位头静脉，实施肱动脉 - 头静脉自体内瘘手术。

病例 1-2

患者，女，57 岁，病态肥胖（图 1-1）。既往有糖尿病、睡眠呼吸暂停综合征及心力衰竭（射血分数 35%）病史。2 个月前行右颈内静脉置管，一周前导管阻塞，改为右股静脉置管。体检发现患者左前臂头静脉不可见，肘部静脉可及，肘上静脉直径较好。超声检查提示左前臂头静脉直径较小（1.5mm），上臂头静脉直径平均为 2.9mm，但皮下脂肪厚度达 15 ～ 20mm。左上肢所有动脉搏动均强而有力。

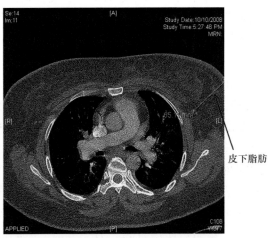

图 1-1　患者在本次血液透析血管通路手术前为行肺部病变检查而拍摄的胸部 CT 横断面图像

对于这位患者，既可选择行上臂头静脉 - 肱动脉自体内瘘术然后头静脉浅表化，也可行前臂襻式头静脉 - 肱动脉人工血管内瘘术。这两个手术各有优缺点。前者需要承受伤口的并发症风险，以及随后穿刺困难的问题。它需要很长时间才能成熟和使用，期间中心静脉置管可能再次发生阻塞。尽管可以先尝试区域阻滞麻醉，但是该手术往往需要全身麻醉。另一方面，前臂襻式头静脉-肱动脉人工血管内瘘术可更早和更方便穿刺，但其通畅率可能低于自体血液透析通路。这个手术可在全身麻醉或臂丛麻醉下完成，甚至可应用更具挑战性的局部区域麻醉。其术后发生感染的情况也较自体血液透析通路高。对于该患者，没有绝对对或者错的策略。应彻底与患者讨论这两种手术的益处和风险，同时应了解患者的想法。如患者对这两种手术没有特别偏好，笔者更倾向于实施前臂襻式人工血管动静脉内瘘术，动脉和静脉的吻合口均位于肘下。这样，我们可以为患者更早提供安全的血液透析通路，如果人工血管失功或无法修复，上臂的头静脉已扩张，我们可再行上臂自体动静脉内瘘成形与同期静脉浅表化。

参 考 文 献

1. United State Renal Data System. *International Comparisons*, Atlas of ESRD.
2. Fresenius Medical Care. *ESRD Patients in 2011: A Global Perspective*.
3. Sridharan S, Berdeprado J, Vilar E, *et al*. A self-report comorbidity questionnaire for haemodialysis patients. *BMC Nephrol*. 2014; **15**: 134.
4. Farrokhi F, Abedi N, Beyene J, *et al*. Association between depression and mortality in patients receiving long-term dialysis: A systematic review and meta-analysis. *Am J Kidney Dis*. 2014; **63**(4): 623–635.
5. Berdud I, Arenas MD, Bernat A, *et al*. Appendix to dialysis centre guidelines: recommendations for the relationship between outpatient haemodialysis centres and reference hospitals. Opinions from the Outpatient Dialysis Group. Grupo de Trabajo de Hemodiálisis Extrahospitalaria. *Nefrologia*. 2011; **31**(6): 664–669.
6. National Kidney Foundation. KDOQI clinical practice guidelines and clinical practice recommendationsfor 2006 updates: hemodialysis adequacy, peritoneal dialysis adequacy and vascular access. *Am J Kidney Dis*. 2006; **48** (Suppl 1): S1–S322.
7. Sidawy AN, Spergel LM, Besarab A, *et al*. The Society for Vascular Surgery: Clinical practice guidelines for the surgical placement and maintenance of arteriovenous hemodialysis access. *J Vasc Surg*. 2008; **48**(suppl):2S–25S.
8. Dhingra RK, Young EW, Hulbert-Shearon TE, *et al*. Type of vascular access and mortality in US hemodialysis patients. *Kidney Int*. 2001; **60**:1443–1451.
9. Miller CD, Robbin ML, Barker J, *et al*. Comparison of arteriovenous grafts in the thigh and upper extremities in hemodialysis patients. *J Am Soc Nephrol*. 2003; **14**(11): 2942.

第二章

在复杂情况下建立血液透析通路的评估及方案设计

Jackie P. Ho

施娅雪译

一、血液透析通路的三个要点

流入道佳、流出道佳、血液透析通路通畅。

二、首次建立血液透析通路术前的评估

（一）既往史

1. 肾衰竭的病因（如糖尿病肾病患者常伴有周围血管疾病，狼疮性肾病患者有血栓形成倾向等）。

2. 提前建瘘病例（目前的肌酐数值和肾小球滤过率）或已经采用中心静脉导管开始透析的患者（导管的留置时间及相关并发症）。

3. 合并症（如有恶性肿瘤、有症状的心脏缺血性疾病、脑卒中后遗留肢体肌力衰弱或活动障碍等）。

4. 哪一侧为惯用手（通常选择非惯用手行血液透析通路以减少患者在透析时的不便）。

（二）体格检查

1. 皮肤状况。

2. 以往中心静脉导管的位置及状况。

3. 止血带加压时头静脉有无暴露、血管的直径和血管弹性。

4. 桡动脉、尺动脉、肱动脉搏动和 Allen 试验。

5. 如果手术侧肢体血管搏动较弱，可测量比较双侧的肱动脉血压。

（三）动静脉血管彩色超声检查

动静脉血管彩色超声检查是建立血液透析通路评估和术前设计的重要参考资

料[1]。既可由专业超声技师又可以由参与手术的临床医师完成操作。在建立血管通路前应该同时做动脉和静脉血管的彩超。动脉彩超应该关注锁骨下动脉、肱动脉和桡尺动脉的直径、流速、波形、钙化程度及有无解剖学异常；静脉彩超应该评估头静脉、贵要静脉和腋静脉的直径和通畅性。值得注意的是，评估静脉时应该保持患者体位一致和外部环境条件的稳定[2,3]，因为患者体位、止血带加压、室温及患者的紧张程度都会影响观察到的静脉直径。在笔者所在机构，通常规定患者不用止血带加压情况下取 60° 半卧位姿势测量，室温保持 24℃ 以上。

最理想的情况下，专业的超声技师在进行血管超声检测时手术医师也在场[4]，更利于了解与手术相关的血管解剖学特征。超声技师的作用不仅仅是完成术前例行检查，更在某种程度上可以影响血管通路手术方案的制订。例如，发现常规实施桡动脉 - 头静脉 AVF 部位的桡动脉有重度环形钙化，尽管平均静脉直径理想，但 B 超提示局部区域浅静脉严重狭窄，这些都可能改变建瘘计划。另一种方法是直接由手术医师进行超声检测，制订手术计划，但手术医师必须有超声操作技能，同时能够预留充足的时间为每个患者制订个体化手术方案才可行。或者，超声医师术前行标准的例行检查而手术医师可在手术前重点用彩超做快速的术前评估。

如果患者术前在手术侧肢体有长时间的中心静脉导管史，需要额外做中心静脉造影、CT 或磁共振等检查以评估中心静脉通畅性，作为术前例行检查。

三、通路失功后再建的评估

对于先前单个或多个血管通路失功，以及濒临血管资源耗竭的建瘘患者，必须在前文提到的基础评估的基础上进行更加细致全面的评估。因此又回到了一开始就提出的问题。

（1）保证足够血流量的流入道动脉位置在哪里？

（2）有没有理想的自体浅表静脉或者需要放置一段人工血管？

（3）流出道静脉是否通畅，是否回流到右心房？

此外，在这种情况下，一个新建的血管通路可能无法立即使用。我们还需考虑是否已有临时导管还是需建立其他的临时导管。所以就有了第四个问题。

（4）在哪里建立临时血液透析通路，并且对新建的长久通路影响最小？或者在目前已有的临时血液透析通路上，拟建的长久通路如何选择？我们需要更改目前临时通路的位置吗？

所以，笔者建议通过以下步骤对血管通路进行全面的评估和方案设计。

第一步，最基本的部分是对患者与血液透析通路相关的血管病史进行全面的评估。如果患者的血管通路是在异国或其他医疗机构建立的或者实施操作的医师

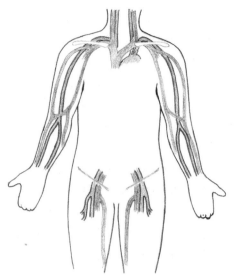

图 2-1　建立血液透析通路术前评估的图像形式

已经离开该单位抑或者资料不完备等情况出现，对既往史的评估可能比较困难。但应尽量包括以下信息。

（1）既往所有血管通路的手术过程。

（2）既往手术过程中是否遇到技术困难，如桡、尺动脉的分叉过高，肱动脉太细或出现窃血综合征。

（3）既往中心静脉的插管位置和插管时间，以评估中心静脉狭窄的风险。

（4）任何既往中心静脉评估报告。

（5）任何既往中心静脉狭窄的治疗情况。

（6）既往所有血管通路造影检查图像。

建议用绘图更直观地显示既往的血管通路位置及使用情况（图 2-1）。

第二步，在建立新的血管通路之前由手术医师为患者四肢的动静脉做一次仔细的临床及超声检查[5]。不要完全依赖既往的评估结果，因为患者的血管条件可能会随时间而变化。特别是 4 ～ 6 个月之前的临床和影像检查者尤其建议再做一次。如果选择下肢建立新的血管通路，必须评估双下肢动脉搏动及有无不正常的踝关节水肿以进一步确认是否存在周围动脉疾病及深静脉问题。

第三步，评估患者全身情况是否能耐受手术及局部区域或全身麻醉的风险。一些情况可能会显著影响通路手术的决策。例如，患者装有置入式心脏起搏器或者除颤导丝，建议血管通路不要建立在起搏器和除颤导丝同侧以减少血管通路感染扩散到起搏器导丝的可能，对起搏器功能产生影响。另外，起搏器线路长期置于中心静脉可能导致中心静脉阻塞。

第四步，必要时需进行更深入的评估。如果已知或高度怀疑中心静脉阻塞，可以选择没有病变的一侧做手术或者在手术前行中心静脉造影并介入干预阻塞部位。笔者个人比较倾向于后者，即手术前或术中行诊断性血管造影并在 DSA 下确定阻塞位置并行干预治疗（术前还是术中取决于设备和经验）。有时，可能需要在建立血管通路前行动脉血管成形术来增加动脉流入量，避免术后窃血综合征的发生并帮助通路成熟。

尽管基本原则是 AVF 先行，但 AVG 的确在一些特定情况下让患者获益，特别是长期中心静脉插管的患者。AVG 的成熟时间要明显短于 AVF，且 AVG 可以在身体任何部位进行，手术也不需要分阶段进行。选择 AVF 还是 AVG 要考虑以下基本情况。

（1）患者的身体情况和预期寿命。

（2）中心静脉导管的留置时间，以及有无出现导管引起的并发症。

（3）目前有无中心静脉阻塞病变或潜在风险。

（4）窃血综合征的风险。

（5）追溯既往 AVF 和 AVG 手术史。

（6）患者的个人偏好和意愿。

有时，可供选择的血管通路方案超过一种，每条通路都有各自的利和弊。通过与患者沟通所有可行的手术方案，双方达成共识后可提高患者术后的满意程度。

血管外科医师必须谨记，在某些情况下，长期中心静脉导管或者改成腹透可能会是更好的选择。例如，恶性肿瘤转移患者的预期寿命很短，严重的血小板减少症或其他导致出血风险极高的凝血功能异常等。

病例 2-1

患者，男，60 岁。10 年前因脑卒中导致右上肢肌力减弱，6 年前因糖尿病肾病到达终末期肾衰竭开始行血液透析治疗。他的右手桡动脉 - 头静脉 AVF 已使用了 5 年半，最近因严重肺部感染入院治疗时堵塞。住院期间为了维持血液透析行右颈内静脉血液透析导管置管术。出院后患者至笔者处就诊。

就诊过程中，患者表达了不希望在左上肢（有功能的上肢）和下肢建立血管通路的意愿。查体显示右侧的肱动脉、尺动脉和桡动脉搏动有力。原动静脉瘘吻合口附近瘘管静脉瘤样扩张伴血栓形成，前臂头静脉血栓。体检示右臂头静脉显露不明显，无法扪及；前臂贵要静脉扩张明显。B 超显示右前臂头静脉纤细（平均直径小于 1.5mm），前臂贵要静脉直径 2.8 ～ 3.0mm，上臂贵要静脉直径达 3.5 ～ 4.0mm。目前右颈内静脉导管已放置 4 周。

1. 目前有三个可供患者选择的方案

（1）方案一：肘部肱动脉 - 贵要静脉 AVF，可二期行贵要静脉转位术或一期行肱动脉 - 贵要静脉 AVF 并转位。

（2）方案二：将前臂贵要静脉形成环路与远端肱动脉连接。

（3）方案三：右前臂肱动脉 - 贵要静脉襻式 AVG 术。

患者相对年轻，AVF 的通畅率及感染发生率均优于 AVG。另一方面又有担忧过长的 AVF 成熟时间延长了血液透析导管的使用时间，可能会增加中心静脉阻塞的风险。

在标准上臂肱动脉 - 贵要静脉 AVF 与前臂襻式贵要静脉转位两种术式间，由于静脉直径足够大，上臂的手术成功率更高，但前臂的贵要静脉就浪费了。如果选择前臂贵要静脉行 AVF，可以保留上臂的贵要静脉以备前臂瘘失功后可以行上臂 AVF。

2.最终决定选择方案 2，即前臂贵要静脉环路与肱动脉相连。患者贵要静脉走行更靠背侧中部，因此长切口游离长段贵要静脉并放置在外侧便于穿刺。AVF 建立后，前臂贵要静脉环路和上臂贵要静脉震颤良好。术后 10 周，前臂贵要静脉环路的血管直径已经达到 5.3 ～ 6.2mm。过肘后上臂贵要静脉的直径达 6mm。患者回到了原来的血液透析医院继续透析治疗。为了便于穿刺，血液透析时他需要保持右上肢外展、肩关节外旋的状态，并特别嘱咐透析中心护士。最终，血液透析穿刺顺利（图 2-2），术后 4 个月拔除右侧颈内静脉血液透析导管。

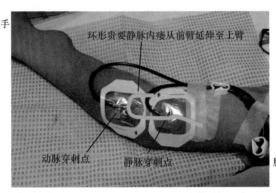

图 2-2　患者右前臂肱动脉 - 贵要静脉环路 AVF 的临床照片，以及血液透析两个穿刺点位置

病例 2-2

患者，男，59 岁。糖尿病、高血压、糖尿病肾病。2008 年 11 月起出现肾衰竭。患者于 2013 年 10 月因右上臂肱动脉 - 贵要静脉 AVG 血栓闭塞收治入院。

1.既往血液透析通路史（图 2-3）

（1）2008 年 11 月，右颈静脉长期血液透析导管。

（2）2009 年 6 月，左肱动脉 - 头静脉（BC）AVF。

（3）2009 年 8 月，左 BC AVF 成熟并使用，拔除中心静脉导管（CVC）。

（4）2011 年 1 月、2 月、8 月，左 BC AVF 狭窄，行内瘘成形术。

（5）2012 年 9 月，左 BC AVF 血栓闭塞失功。右颈内静脉血栓形成，行左颈静脉长期血液透析导管。

（6）2012 年 10 月，中心静脉造影显示右头臂静脉完全堵塞，右头臂静脉行球囊扩张加支架置入术后，并立即建立了右 BC AVF。

（7）2012 年 12 月，右 BC AVF 成熟不佳。内瘘造影显示长段狭窄，行球囊扩张术。

（8）2013 年 2 月，右 BC AVF 成熟不佳。内瘘造影显示血管长段再狭窄。右肘部贵要静脉纤细，上臂近心端贵要静脉直径可达 3.8mm，于是建立了右上臂肱动脉 - 近心端贵要静脉 AVG。中心静脉造影显示患者右头臂静脉内支架通畅。

术后两周右 AVG 穿刺透析成熟，拔除中心静脉导管。

（9）2013 年 9 月，右臂肱动脉 - 近端贵要静脉 AVG 急性血栓形成，行人工血管取栓术，瘘管造影提示人工血管静脉吻合口狭窄，行球囊扩张术。

（10）2013 年 9 月，术后一周再次因 AVG 急性血栓入院。行人工血管取栓术并造影显示原位人工血管静脉吻合口狭窄部位再狭窄，行补片成形术。

（11）2013 年 10 月，右 AVG 再次血栓形成入院（图 2-3）。

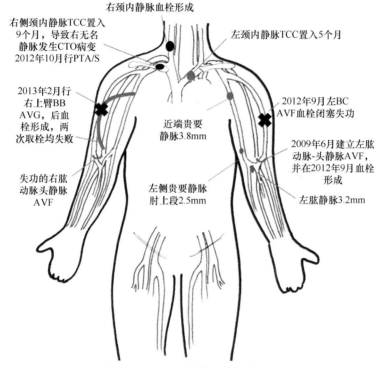

图 2-3 患者血管通路术前评估图示

体检：左侧肱动脉、桡动脉、尺动脉搏动良好。

B 超提示做左肱动脉在肘部区域直径 3mm，左肱静脉 3.2mm，贵要静脉肘部和上肢直径分别为 2.5mm 和 3.8mm。

由于有长达 5 个月的左颈静脉血液透析置管史，所以需要先排除中心静脉病变。

2.建立后续血管通路的部位 因为右头臂静脉再狭窄风险太高，同时以往多次手术史导致右上臂血管游离困难，因此右肱动脉 - 腋静脉 AVG 不宜选择。

患者相对年轻而且爱好运动，所以不考虑大腿和腹股沟的血管通路。

左上肢有几种血管通路可供选择：左肱动脉 - 贵要静脉 AVF 并转位（BBT）；前臂襻式 AVG（以肱静脉或贵要静脉作为流出道）；上臂肱动脉 - 近心端贵要静脉 AVG。

用自体血管建立左肱动脉 - 贵要静脉 AVF 加 BBT，成熟后有相当好的通畅率。但左肱动脉 - 贵要静脉 AVF 加 BBT 成熟时间较长，需要 3 ~ 4 个月。患者右中心静脉狭窄，左侧也有 5 个月的插管史，其潜在的中心静脉病变风险高，很难下决心再用 3 ~ 4 个月的导管过渡。

左前臂襻式 AVG 可行，因为如果未来前臂 AVG 失败，患者仍有贵要静脉的 AVF 作为备选。肘部的贵要静脉直径为 2.5mm，勉强处于可以建立 AVG 的范围边缘。基于患者既往右侧肘部血管流出道端反复狭窄的情况，肘部贵要静脉作为流出道的通畅率可能不高。左肱静脉直径更佳，更适合作为流出道，但可能导致手及前臂肿胀。如行左肱动脉 - 近心端贵要静脉 AVG，这位相对比较年轻的患者就失去了日后行左肱动脉 - 腋静脉 AVF 和 BBT 术作为备选方案的机会。

3. 临时血液透析通路位置　右颈内静脉已经阻塞，下一条通路选择在左上肢。他可以继续使用左颈内静脉血液透析导管进行透析。另一个方案是，在新的血管通路成熟前改为股静脉插管。该患者采取的方案是，将左颈静脉导管拔除改予右股静脉血液透析置管。

4. 结果　左侧中心静脉造影显示左侧中心静脉没有阻塞。中心导管移至右股静脉，最终行左前臂的肱动脉 - 肱静脉襻式 AVG（图 2-4）。术后，左手和前臂肿胀明显，予弹力绑带加压包扎。两周后肿胀消退并成功穿刺。术后 1 个月拔除了右股静脉血液透析导管。

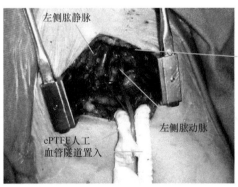

图 2-4　左肱动脉 - 肱静脉 AVG 建立术中的照片。手术切口位于肘横纹之上，图中左侧为肱静脉，右侧为肱动脉。使用带支撑环的 ePTFE 材料人工血管

病例 2-3

患者，男，71 岁。糖尿病、高血压、缺血性心肌病病史，2 年前糖尿病性终末期肾衰竭。患者之前的血液透析通路是在国外建立的，医疗记录不详。根据患者的记忆，先以左颈静脉导管做了几个月透析，被告知双上肢的浅表静脉都很细，所以在 2 年前做了右前臂襻式 AVG，1 年前因右前臂 AVG 血栓而行左前臂襻式

AVG。在当地曾做过两次血管成形术，此次因左前臂 AVG 堵塞入院。右手为健侧手，没有出现肺水肿症状，目前血清钾 4.9mmol/L。

专科检查：左上肢肱、桡、尺动脉搏动良好，B 超显示，左前臂 AVG 连接的是肱动脉和肱静脉。肘上区域内，头静脉和贵要静脉直径分别为 3.2mm 和 2.2mm。左头静脉连接肘正中前静脉处直径全程等于或大于 3.3mm。左肱动脉至肘前静脉距离是肘窝皮肤皱纹上方约 3cm 至肘窝皮肤皱纹下方 2cm。右上肢头静脉和贵要静脉直径为 2mm 左右（图 2-5）。

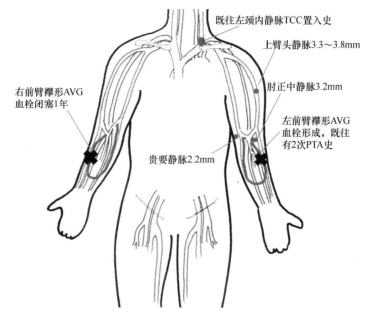

既往左颈内静脉TCC置入史

上臂头静脉3.3～3.8mm

肘正中静脉3.2mm

左前臂襻形AVG
血栓形成，既往
有2次PTA史

右前臂襻形AVG
血栓闭塞1年

贵要静脉2.2mm

图 2-5　患者血管通路术前评估示意图

1. 治疗选择　该患者有以下几个可行的方案。

（1）急诊行左前臂 AVG 取栓术，内瘘造影加血管成形术。

（2）临时右颈静脉血液透析置管并建立左肱动脉 - 正中静脉 AVF。

（3）急诊行左前臂 AVG 取栓术并提前建立左肱动脉 - 正中静脉 AVF。

急诊左前臂 AVG 取栓术可拯救现在的人工血管，避免患者临时血液透析插管。然而，由于近期频繁发生血管狭窄事件，又缺乏之前的内瘘成形手术相关资料，人工血管或其流出道血管可能有非常顽固的狭窄病变。因此，术后再次血栓的风险很高。同时还提示患者术后可能要频繁来医院做腔内治疗以保持血管远期通畅率。

第二个方案是建立左肱动脉 - 正中静脉 AVF，考虑到患者正中静脉及上臂头静脉直径合适，建立血管通路后应该可以维持很长一段时间。缺点是患者要血液透析临时导管过渡 6～8 周。另一个难点是，拟手术的肘部区域有以往的手术瘢痕及血栓的人工血管，血栓形成的人工血管正位于肱动脉和正中静脉之间。同时肱动脉与正中静脉距离较远。

至于第三个方案，主要的风险在于一旦同时开放前臂 AVG 及上臂 AVF 血流，可能会发生窃血综合征。三种方案都有利有弊，没有绝对的对与错。大部分情况下，与患者充分沟通后，患者会自行选择一个治疗方案。把三种方案的利弊和患者讲清楚后，其更倾向于方案二，新建左肱动脉 - 正中静脉 AVF 术。

2. 结果　患者先行右颈静脉血液透析导管，然后在臂丛麻醉下行左肱动脉 - 正中静脉 AVF。肘窝皮肤皱纹远端正中静脉及肱动脉被游离，并结扎动脉与静脉之间血栓的人工血管。方便动静脉血管连接，从而建立左肘部肱动脉 - 正中静脉 AVF。术后 6 周震颤良好，头静脉直径达 6mm。血管通路顺利穿刺后，术后 2 个月右颈临时导管被拔除。

病例 2-4

患者，女，66 岁。糖尿病、高血压、缺血性心肌病、糖尿病肾病，2004 年进展至尿毒症。2004 ～ 2006 年行腹膜透析治疗，3 次出现腹膜炎的并发症。2006 年起改行血液透析，患者现在的血管通路是在外院建立的。

1. 既往史

（1）2006 年 1 月，左肱动脉 - 头静脉 AVF 建立，成熟不良。右颈静脉血液透析导管。

（2）2006 年 11 月，左前臂肱动脉 - 贵要静脉襻式 AVG 建立，术后不久出现窃血综合征而关闭 AVG。

（3）2007 年 8 月，左股动脉 - 大隐静脉 AVG。颈静脉血液透析导管 1 个月后拔除。

（4）2009 年 4 月，反复多次 AVG 狭窄，做了两次内瘘成形术，最终仍闭塞，右颈静脉闭塞，行左颈静脉血液透析导管。

（5）2009 年 6 月，左上臂肱动脉 - 近心端贵要静脉 AVG 建立。一个月后拔除左颈静脉导管。

（6）2011 年 2 月，左上臂 AVG 闭塞，人工血管取栓加内瘘成形术失败，建立了右前臂肱动脉 - 贵要静脉 AVG。

（7）2012 年 10 月，因右前臂静脉压力增高来笔者所在门诊就诊。

（8）2012 年 11 月，因右前臂人工血管静脉吻合口狭窄行血管成形术。

（9）2013 年 7 月，因人工血管感染脓肿入住另一家医院，部分人工血管被切除，静脉端桥接到手臂中段的贵要静脉处。

（10）2014 年 1 月，回到笔者所在门诊，测静脉压（VP）达 180mmHg，动静脉瘘造影提示，人工血管内 70% 狭窄，静脉 - 人工血管吻合口 90% 狭窄，锁骨下静脉汇入头臂静脉处90%狭窄。各个狭窄段行球囊扩张术。中心静脉残余狭窄比例为30%。

（11）2014年4月因上肢AVG闭塞收入。右上肢AVG局部皮肤轻度红肿。患者白细胞$10.7×10^9$/L，因出现液体过剩症状收治入院。当值医师行右股静脉临时插管术失败，暂行左颈静脉临时血液透析导管（图2-6）。

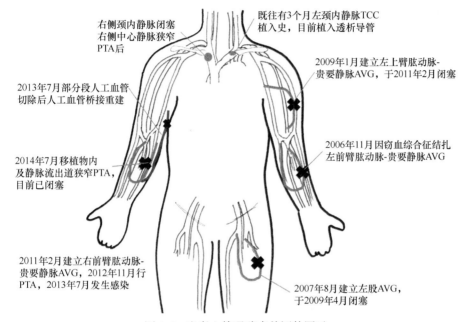

右侧颈内静脉闭塞
右侧中心静脉狭窄
PTA后

既往有3个月左颈内静脉TCC
植入史，目前植入透析导管

2009年1月建立左上臂肱动脉-
贵要静脉AVG，于2011年2月闭塞

2013年7月部分段人工血管
切除后人工血管桥接重建

2006年11月因窃血综合征结扎
左前臂肱动脉-贵要静脉AVG

2014年7月移植物内
及静脉流出道狭窄PTA，
目前已闭塞

2011年2月建立右前臂肱动脉-
贵要静脉AVG，2012年11月行
PTA，2013年7月发生感染

2007年8月建立左股AVG，
于2009年4月闭塞

图2-6 患者血管通路术前评估图示

此处记录的案例大多发生于2012～2013年，随着科技发展，新器材出现，治疗处理选择可能比书中讨论的更多

2.治疗选择 既往有人工血管感染病史，目前又出现右上肢AVG的皮肤变红，白细胞升高也提示AVG可能轻度感染。如行急诊人工血管取栓术，有感染加重的潜在风险。并且已知合并有中心静脉狭窄病史且扩张后残余狭窄，因此急诊人工血管取栓术不是一个好的选择。

考虑到下肢远端动脉搏动消失和多个心血管疾病危险因素的存在，右下肢股-股AVG会带来下肢窃血综合征的风险。所以这也不是一个好的选择。

上肢也没有合适的血管行自体动静脉瘘。

双上肢可以行肱动脉-腋静脉AVG。但右侧明确有中心静脉阻塞而且血栓的人工血管可能植有感染病原。患者左侧颈静脉既往有3个月的插管史，存在中心静脉阻塞的风险，而且在手术同侧放置临时插管可能会影响AVG手术。

3. 结果　首先，抗生素治疗右侧 AVG 潜在的感染。并且在 B 超和 X 线引导下将血液透析导管换置至右侧股静脉。抗生素使用一周后，闭塞的人工血管局部红肿消退，白细胞和 CRP 恢复正常。左侧中心静脉造影术中的造影提示左侧中心静脉没有狭窄，可行左 AVG 术。左侧肘窝皮肤褶皱周围有很多瘢痕及多个血栓形成的 AVG。同时考虑 2006 年前臂襻式 AVG 出现过窃血，因此选择近心段肱动脉作为流入道。用带支撑环的 6mm 直径 ePTFE 人工血管在左上肢行襻式 AVG，术后没出现窃血。术后 7 天，第一次以新的人工血管穿刺透析（图 2-7，图 2-8）。接着，社区血液透析中心用 5 周时间适应使用新的 AVG。患者股静脉插管在新 AVG 建立后两个月拔除。

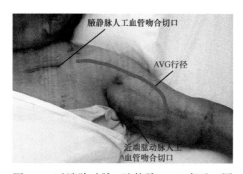 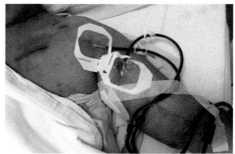

图 2-7　近端肱动脉 - 腋静脉 AVG 术后一周　　图 2-8　左上臂肱动脉 - 腋静脉 AVG 穿刺照片
　　　　的临床照片

请阅读第十四章病例 14-3。

图 2-9 和表 2-1 为建瘘术前评估策略。

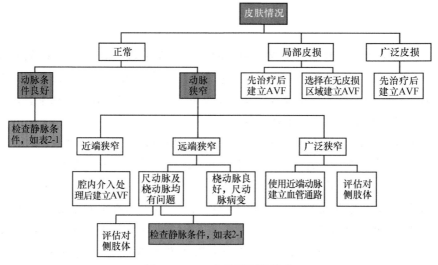

图 2-9　AVF 术前的评估策略

表 2-1　上臂不同动脉及静脉条件下 AVF 建立部位的选择

动脉条件	静脉条件					
	前臂远端头静脉条件可	前臂中段头静脉条件可	肘部头静脉及肘正中静脉条件可	贵要静脉条件可	前臂贵要静脉条件可	无合适的浅表静脉
正常	桡动脉－头静脉 AVF	前臂中段桡动脉－头静脉 AVF	肱动脉－头静脉 AVF	肱动脉－贵要静脉转位 AVF	贵要静脉成襻与桡动脉吻合建立 AVF	肱动脉－肱静脉 AVF 或者近端桡动脉－桡静脉 AVF
桡动脉良好，尺动脉病变	尺动脉 PTA 后建立桡动脉－头静脉 AVF	尺动脉 PTA 后建立前臂中段桡动脉－头静脉 AVF，或者头静脉成襻转位与近端动脉吻合	肱动脉－头静脉 AVF	肱动脉－贵要静脉转位 AVF	贵要静脉成襻与近端尺动脉吻合建立 AVF	考虑对侧肢体
尺、桡动脉均有病变	头静脉成襻转位与近端动脉吻合或考虑对侧肢体	头静脉成襻转位与近端动脉吻合或考虑对侧肢体	尺、桡动脉 PTA 后建立肱动脉－头静脉 AVF	贵要静脉成襻转位与近端动脉吻合	尺、桡动脉 PTA 后建立前臂贵要静脉襻形 AVF	考虑对侧肢体

注：PTA，超声引导下经皮腔内血管成形术。

参 考 文 献

1. Huber TS, Ozaki CK, Flynn TC, *et al.* Prospective validation of an algorithm to maximize native arteriovenous fistulae for chronic hemodialysis access. *J Vasc Surg.* 2002; **36**(3):452–459.

2. van Bemmelen PS, Kelly P, Blebea J. Improvement in the visualization of superficial arm veins being evaluated for access and bypass. *J Vasc Surg.* 2005; **42**(5): 957–962.

3. Korten E, Spronk S, Hoedt MT, *et al.* Distensibility of forearm veins in haemodialysis patients on duplex ultrasound testing using three provocation methods. *Eur J Vasc Endovasc Surg.* 2009; **38**(3): 375–380.

4. Allon M, Lockhart ME, Lilly RZ, *et al.* Effect of preoperative sonographic mapping on vascular access outcomes in hemodialysis patients. *Kidney Int.* 2001; **60**(5): 2013–2020.

5. Parmley MC, Broughan TA, Jennings WC. Vascular ultrasonography prior to dialysis access surgery. *Am J Surg.* 2002; **184**(6): 568–572, discussion 572.

6. Sgroi M, Patel MS, Wilson SE, *et al.* The optimal initial choice for permanent arteriovenous hemodialysis access. *J Vasc Surg.* 2013; **58**(2): 539–548.

第三章

血管通路的建立

Jackie P.Ho

叶志东译

手术建立的血管通路一般可分为自体血管动静脉通路(使自体静脉动脉化)和人工血管动静脉通路（用人工血管连接动脉和静脉）。由于血管通路知识和技术博大精深，因此本章可能无法涵盖关于血管通路建立的每个方面。我们旨在介绍基本原理和常用的血管通路，重点介绍成功建立血管通路的实践技巧。

正如第一章提到的，建立一个有功能的血管通路的基本要求包括以下几方面。

（1）良好的流入道：动脉血供。

（2）良好的流出道：流出道静脉、深静脉和中心静脉。

（3）良好的通道：自体浅静脉或者人工血管。

除以上三要素外，在实际应用中我们还应注意以下各方面[1]，这样才能安全、方便地进行穿刺。AVF 和 AVG 的要求如下。

（1）合适的管腔直径：一般便于穿刺的最小管腔直径为 6mm。

（2）位置表浅：最好能在距皮肤 6mm 以内。

（3）相对直行：便于穿刺。

（4）有足够的长度保证双针穿刺：至少 10cm 长的一段通路或者 2 段 ≥ 4cm 长的通路。

如果 AVF 或者 AVG 扭曲、在皮下组织过深或者深浅不一，此时尽管流量良好也会对使用造成困难。术者在术前计划和手术时应充分考虑这些因素，必要时采用措施来辅助血管通路成熟。

一、AVF 的主要类型

（一）桡动脉 - 头静脉（radio-cephalic，RC）AVF

如果条件允许，RC AVF 是首选的血管通路。

1. 位置　桡动脉－头静脉 AVF
可以被建立在鼻烟窝、腕关节周围、
前臂中段（图 3-1）。具体位置取
决于以下因素。①桡动脉管径、管
壁质地及血流情况；②头静脉尺寸；
③桡动脉和头静脉之间的距离。

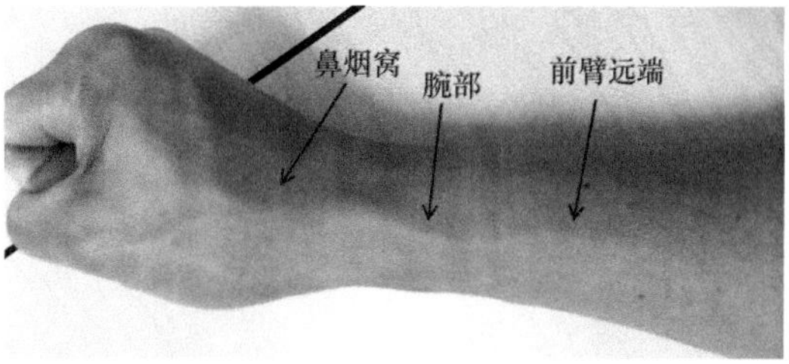

　　桡动脉 - 头静脉吻合口越

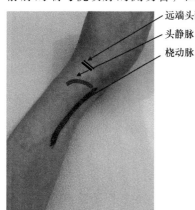

图 3-1　RC AVF 建立的不同位置

靠远端，头静脉可用于穿刺的距离越长。使用鼻烟窝建立桡动脉－头静脉
AVF 的好处是当吻合口狭窄或阻塞时，多了一次做腕部桡动脉 - 头静脉瘘
的机会。但是，越往远端，桡动脉和头静脉的直径越小（鼻烟窝部位使用
的是桡动脉背支）。因此，只有少数终末期肾病患者的桡动脉和头静脉适
合在鼻烟窝部位造瘘。尽管没有绝对的关系，但是一般桡动脉管径男性更
大且与体形成正比，娇小的女性一般不适合在鼻烟窝位置造瘘。腕关节近
端（2 ~ 4cm）的桡动脉较表浅且易于解剖，在前臂近端其走行更深且被
肱桡肌和肌腱覆盖，因此腕关节近端非常适合造瘘。当存在以下情况时可
使吻合口更靠近近端：①腕关节部位桡动脉细小且有环形钙化；②腕关节
周围头静脉管径小或纤维化。当在前臂中段解剖桡动脉时，损伤桡神经浅
支的风险将增大，在术前谈话时应将此风险告知患者。在前臂中段，头静
脉可能走行在后侧且距桡动脉较远。特别注意应确保在各个平面头静脉都
应平滑地与桡动脉相连，避免扭曲。

　　2. 吻合　桡动脉 - 头静脉瘘可采用端端吻合或者端侧吻合。笔者更倾向于头
静脉的端与桡动脉的侧吻合，因为在技术上更简单。桡动脉无须被彻底解剖，其
本身位置可以为吻合提供一个稳定的
支撑（图 3-2 ~ 图 3-4），同时也可
以减少动脉痉挛。动脉切开的长度至
少应有 4mm，最好 5mm，甚至可达
6 ~ 7mm，取决于头静脉与桡动脉
的对合关系。动静脉的吻合一般使用
7-0 不可吸收单股缝线（如 Prolene，
Ethicon，NJ，US），动脉端和静脉
端进针边距都应小于 1mm，当动脉壁
有钙化或者较脆时，应适当增加进针
边距。

图 3-2　腕部头静脉向内侧移位（紫色线），以
　　　　平和的角度与桡动脉（红色线）相连

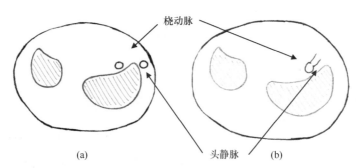

图 3-3　a. 腕部横断面显示左侧桡动脉、头静脉的相对位置；b. 为最大程度防止打折，动脉切开应在 1 点钟或者 2 点钟的位置

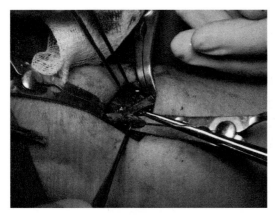

图 3-4　前臂头静脉和桡动脉端侧吻合（本图由叶志东提供）

终末期肾病患者桡动脉远端的重度钙化较常见，即使管腔通畅，钙化的动脉对 AVF 来说也不是良好的流入道，因为：①动脉壁僵硬使吻合困难；②需要更大的力量钳夹动脉以防止出血，这可能导致远期的狭窄；③钙化的血管不容易舒张以增加血流量。术前只是简单的触诊可能导致对桡动脉情况的认识不足，如果有超声，最好术前对手术部位的桡动脉进行快速全面的检查。

3. 血管痉挛　全身麻醉和臂丛阻滞麻醉可能会减少血管痉挛的发生，由于大多数患者存在合并症，应尽量避免采用全身麻醉。在没有麻醉支持的情况下，可以考虑使用局部麻醉联合局部浸润或静脉注射罂粟碱或硝酸甘油（静脉注射时应注意监测血压），或者适当镇静以减少交感神经反应。术者也可在控制头静脉近端和远端的情况下，用肝素盐水扩张头静脉（图 3-5）。静脉扩张器械多在静脉存在局部狭窄时使用。

4. 术后评估　在缝合皮肤及覆盖敷料后，应常规检查 AVF 的震颤及手指的灌注情况。偶尔，缝合皮下组织会压迫动静脉吻合口并影

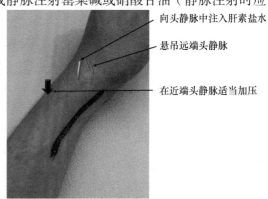

向头静脉中注入肝素盐水

悬吊远端头静脉

在近端头静脉适当加压

图 3-5　扩张头静脉的示意图

响动静脉瘘。

（二）肱动脉 - 头静脉 AVF

1. 位置 通常肘前头静脉或者头正中静脉与肱动脉相连接,偶尔使用肘正中静脉(图 3-6)。切口可在肘前皮肤皱褶以下或者跨越皮肤皱褶,取决于肱动脉和头静脉/头正中静脉的直径和相隔距离。头静脉一般距肱动脉较远,因此常使用头正中静脉。如果头正中静脉细小或缺如,应解剖更长的头静脉以便与肱动脉相连。有时候,尺寸合适的肘前正中静脉也可在肘前区远端建立动静脉内瘘,在动静脉内瘘建立后,头静脉和贵要静脉都可以动脉化。

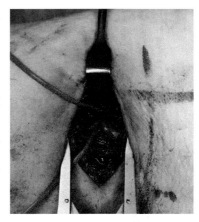

图 3-6 左侧头正中静脉和远端桡动脉端侧吻合

2. 吻合 使用端侧吻合,术者应根据肱动脉尺寸、同侧桡动脉和尺动脉有无病变,以及头静脉或者头正中静脉的尺寸来确定 AVF 吻合口的大小。通常,4mm 左右是最好的。偶尔,3mm 或者更小的动脉切开长度见于肱动脉较细的患者。不可吸收 7-0 单股缝线最常用。如需要,瘘管成熟后前臂头静脉也可用以穿刺,可使用侧侧吻合。

3. 术后评估 桡动脉 - 头静脉 AVF 术后应常规检查桡动脉和尺动脉的搏动及手指的灌注情况,如果桡动脉搏动不能触及,但是手指颜色没有明显变化,可测量指尖氧饱和度来评估灌注情况,对于局部麻醉患者,手部的感觉和运动也是简易的检查方法。

（三）肱动脉 - 贵要静脉（brachio-basilic，BB）AVF 和贵要静脉转位（BBT）

当没有头静脉可用时,才使用贵要静脉建立动静脉内瘘,因其一般位置较深,且紧邻前臂正中皮神经,为便于穿刺,多需将贵要静脉转移到更表浅的部位。

建立适合穿刺的肱动脉 - 贵要静脉瘘的方法有多种,可以一期完成,也可分期完成,有人选择提升贵要静脉,有人选择把贵要静脉移位到外侧更表浅的部位[2]。在转位过程中,可以在切口的旁边分离皮下组织形成皮瓣,然后把贵要静脉放入;可以建立皮下隧道使贵要静脉穿过;也可以在内镜下分离然后穿过皮下隧道。在分期肱动脉 - 贵要静脉瘘和贵要静脉转位术中,有些医师愿意保留原来的吻合口,而有的则喜欢重新吻合。现在没有足够的证据表明哪种方法更好,表 3-1 总结了一期及分期手术的优点和不足。

表 3-1　一期和分期肱动脉 - 贵要静脉 AVF 的优缺点

	分期	一期
优点	1. 局部麻醉下小切口建立 BB AVF，在贵要静脉成熟时才需要更大的切口	1. 等待到使用时间较短
	2. 转位后的静脉不易扭曲	2. 手术次数少
缺点	1. 需两次手术，等待到使用时间长	1. 大切口建立的 AVF 如果不成熟会使患者感到不安
	2. 患者可能不愿意进行第二次手术而导致第一次手术浪费	2. 由于静脉较细且尚未动脉化，技术上较困难

笔者个人的观点是，贵要静脉直径为 2.5 ～ 3.9mm 时，选择分期建立肱动脉 - 贵要静脉 AVF 和 BBT。而对于再次造瘘的患者，贵要静脉已经有动脉化改变时（前臂 AVG 患者贵要静脉动脉化或者肱动脉 - 头静脉瘘有分支与贵要静脉交通），或者自体贵要静脉直径较大（≥ 4.0mm）者，则可考虑行同期肱动脉 - 贵要静脉 AVF 和 BBT。

注意：

（1）肱动脉 - 贵要静脉造瘘术前进行超声检查，对选择造瘘节段和吻合口的位置非常重要。在肘前区，贵要静脉通常有一或两支分支，使其尺寸看起来变异很大。偶尔会出现双贵要静脉，同时贵要静脉的位置可以很深并且变异度很大，因此术前准确定位可以减少不必要的组织解剖。

（2）使用肱动脉作为流入道时，窃血综合征的发生率通常较高。应根据肱动脉直径、搏动质量、管壁质量和贵要静脉直径等综合确定吻合口的直径，一般 4mm 比较合适，也可根据每个人的不同情况轻微调整。

（3）在 BBT，尤其是在穿过新建立的隧道时，应避免扭曲。

（4）不论是游离皮瓣还是建立单独的皮下隧道来固定贵要静脉，术者应注意使皮下组织厚度＜ 6mm 以方便透析护士进行穿刺。

（5）确保转位后的贵要静脉走行较直且充分靠外侧以便穿刺。注意术中手臂的位置可能与患者透析时手臂的位置不一样，在设计瘘走行位置时应充分考虑。可在术前先画好理想位置。

（6）在手臂较短且肥胖的患者，走行表浅的贵要静脉会非常短，如果贵要静脉尺寸够好，在前臂近端造瘘可以增加可使用瘘的范围，或者向上分离贵要静脉直至腋窝，但是肥胖患者腋窝周围皮肤条件可能较差，处理难度加大。

（7）有时贵要静脉和深静脉之间的交通静脉较短且粗，这些穿支静脉的回缩出血可能引起大出血等并发症，在结扎这些穿支静脉时应格外小心，通常需要双 7-0 Prolene 线缝合。

（8）贵要静脉和皮神经之间的关系变异很大，如果两者关系紧密，应考虑放弃原来的吻合口，把贵要静脉转位到远离皮神经的位置再做吻合。在关闭切口时也可能会缝到神经纤维（形成神经瘤），术者应特别注意。

（9）转位切口或者皮下隧道大范围渗血处理难度可能较大，通过小心仔细地止血、双侧连续缝合筋膜和皮下组织、短期放置引流等措施可以明显减少这些并发症。在分期贵要静脉转位术或直接肱动脉-贵要静脉吻合术中，笔者常规不使用肝素。肝素只在预计吻合困难时使用，使用后需要在关闭切口前中和肝素的作用。

（四）其他潜在的上肢 AVF 位置

1. 在前臂近端连接近端桡动脉（PRA）和头静脉、头正中静脉或肘正中静脉 近端桡动脉的直径一般比远端桡动脉的直径大，对于头静脉远端直径不理想及远端桡动脉直径较小且钙化较重的患者[5]这种 AVF 可作为首选。

PRA AVF 也可作为桡动脉-头静脉瘘失败患者的备选方案。

前臂近端头静脉、头正中静脉或肘前静脉均可与近端桡动脉连接，取决于它们的解剖距离。动静脉的吻合可以采用端侧吻合和侧侧吻合，在侧侧吻合中，前向血流和反向血流均能得到保证。

当患者尺动脉有病变时，建立桡动脉-头静脉 AVF 或者 PRA AVF 可能会导致窃血综合征。术前应进行详细的动脉评估[动脉超声和（或）动脉造影]。如需要利用部分有病变的上肢血管建立 AVF，有时也需要先进行桡动脉/尺动脉的球囊扩张。

2. 利用前臂贵要静脉 在一小部分患者中，可能存在尺寸较好的前臂贵要静脉，位于后内侧（图 3-7）使其不适合原位建立AVF，如果患者的桡动脉和尺动脉搏动都很好，术者可以把贵要静脉移位到前外侧在前臂中部与桡动脉或尺动脉连接（图 3-8），如果中部桡动脉和尺动脉尺寸小或者有钙化，可将前臂贵要静脉与近端桡动脉或者远端肱动脉连接。

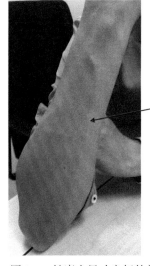

前臂贵要静脉

图 3-7　健康人尺寸良好的前臂贵要静脉

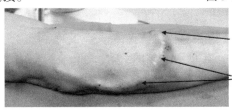

贵要静脉与桡动脉吻合口

供穿刺的转位贵要血管襻

图 3-8　左前臂贵要静脉移位形成环形与前臂中部桡动脉连接

3. 利用深静脉转位　因此种手术通常需要分期完成、切口较大、成熟时间较长、可能导致上肢肿胀，故并不常用，肱静脉和近端桡静脉可以分别与肱动脉和近端桡动脉相连，术者必须确保近端和中央静脉无梗阻[6]。术前需要详细的静脉系统评估和手术细节计划，在上肢没有足够好的表浅静脉的患者，这种方法可以作为一种选择。

二、AVG 的注意事项

当上肢没有可利用的表浅静脉或者需要尽可能减短中心静脉插管时间时，可以考虑建立 AVG，包括一个血管通路（人工合成或生物移植物）连接在良好的动脉流入道和静脉流出道（没有中心静脉阻塞）之间。需注意以下几点。

（1）目前，膨体聚四氟乙烯移植物（PTFE）是最常用的人工血管通路[7]。有研究报道[8,9]，聚氨酯移植物的通畅率与贵要静脉转位和膨体聚四氟乙烯移植物相似。但是，在世界范围内，聚氨酯移植物不如膨体聚四氟乙烯移植物应用广泛。生物的和生物合成的移植物也有应用，但其通常较昂贵且不易获得。

（2）通常认为 6mm 是可以接受、易于穿刺的移植物直径，因此 AVG 术中多使用6mm 的移植物，如果流入道动脉管径较小，可使用锥形移植物（如 4～6mm 或 4～7mm Gore-tex 移植物，戈尔，Flagstaff，AZ，US）。应告知透析护士避免穿刺动脉端直径较小的部位。在特殊情况下，如跨越股部 AVG 及颈部 AVG，应使用 7mm 移植物。

（3）由于人工移植物通常直径较粗，通路阻力较小，以及机体适应时间较短，因此与 AVF 相比，AVG 术后出现窃血综合征更早。同时，与 AVF 相比，AVG 需要较大的血流以避免血栓形成。细致的血管选择和吻合口尺寸的确定对防止并发症至关重要。通常，使用肱动脉作为流入道时，4mm 左右的动脉 - 移植物吻合口是合适的，当使用 6mm 移植物时，移植物直径与动脉切开长度不匹配，应均匀分配这种不匹配。吻合口的直径取决于实际动脉的直径，通常在近端肱动脉使用 5mm 移植物，腋动脉或者股动脉使用 6mm 移植物是安全的。在弥漫性钙化的血管，应适当扩大动脉切口以使吻合更容易，但同时应考虑窃血综合征的风险。

（4）AVG 远期失功多由于静脉 - 移植物吻合口狭窄，术前应在静脉端建立较大的吻合口，可使用静脉端袖套设计的 ePTFE 移植物（Venaflo 或 Distaflo，巴德，Tempe，AZ，US），或者将移植物的静脉端修剪成 "S" 形（图 3-9，图 3-10）。

（5）通常使用 6-0 单股不可吸收缝线用于 AVG 的吻合，使用针线直径比为 1：1 的缝线可以减少针眼的出血（如 Gore CV-6 缝线，戈尔，Flagstaff，AZ，US）。

（6）如果 AVG 需要跨关节（如肱 - 腋 AVG），则可使用带支撑环的移植

物以减少打折的风险，使用带支撑环的
ePTFE 移植物体检时通常不能触及震颤。

（7）前瞻性随机对照研究[10,11]显示，
袖套设计的 ePTFE 移植物的通畅率高于普
通移植物，技术上很难将此类移植物吻合
到直径＜ 4mm 的静脉上，更适合吻合于直
径较大的静脉（如近端贵要静脉或腋静脉）。

（8）为确保移植物足够表浅以便于
穿刺，皮下隧道建立时应大致在浅筋膜层
穿过。

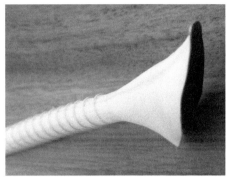

图 3-9　头端张开的 ePTFE 移植物 Distaflo
（巴德，Tempe，AZ，US）

（9）在建立移植物的皮下隧道时，应确保至少一段 10cm 长或两段 4 ～ 6cm
长的走行较直、适合穿刺的区域。

（10）推荐术前使用超声评估并且定位贵要静脉、近端头静脉和腋静脉吻合
口的位置，尤其可使肥胖患者减少不必要的组织分离。

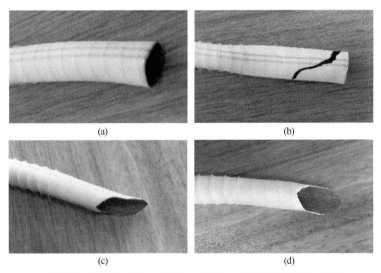

图 3-10　a. ePTFE 移植物的直的动脉吻合端；b. 静脉吻合端修剪成 "S" 形；c，d. 移植物静
脉吻合口修剪成 "S" 形的侧面及正面情况

（一）AVG 的放置

1. 前臂环形 AVG　一般将贵要静脉作为流出道血管（图 3-11），有时也可
使用头静脉和肱静脉。如静脉流出道直径理想，通常更倾向于将动静脉的吻合口
均放在肘窝皮肤褶皱以下，这样整个 AVG 不会跨越肘关节，如果因血管情况特
殊必须将吻合口放在肘窝皮肤褶皱以上，则应使用带支撑环的 ePTFE 移植物。

有多种方法建立环形皮下隧道，最重要的是确保移植物在通过隧道时没有打折，笔者倾向于在前臂远端做横行切口，并在切口近端皮下分离部分组织，将移植物放入，以减少切口裂开和移植物暴露风险。

对于动脉端和静脉端吻合的先后顺序没有统一要求，如果使用袖套式的移植物，应先吻合静脉端，以便于在吻合动脉端时调整长度。

2. 上臂 "C" 形 AVG 肱动脉到近端贵要静脉（图 3-12）或者肱动脉到近端头静脉 AVG，肱动脉与移植物的吻合口通常位于肘窝皮肤褶皱的近端。

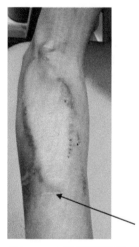

前臂远端用于皮下隧道建立的横行切口

图 3-11　左侧前臂环形肱动脉 - 贵要静脉 AVG

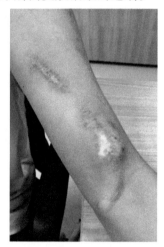

图 3-12　左上臂肱动脉 - 近端贵要静脉 AVG

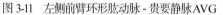

图 3-13　肱动脉 - 近端贵要静脉水平 "V" 形 AVG，肥胖患者可提供相对较直的穿刺部位

这种类型 AVG 的优点是不跨越肘关节，同时保留了腋静脉以便于后期建立其他 AVG，但是，潜在的缺点是近端的切口太靠近腋窝，如果皮肤条件不好则感染风险较高。

对于肥胖和手臂较短的患者，移植物可放置为水平 "V" 形（图 3-13），以获得更多的便于直行穿刺的部位。

3. 上臂环形 AVG 当由于肘窝周围大量瘢痕样改变、上肢远端动脉粥样硬化改变或者肱动脉分叉较高而选择近端肱动脉作为流入道血管时，可使用上臂环形 AVG（图 3-14）。

4. 肱动脉 - 腋静脉（BA）AVG（"C" 形） 术前应对腋静脉进行超声定位，支撑肩部可以使腋静脉暴露更加容易，一般使用锁骨下切口暴露腋静脉，它一般位于胸大肌和肋喙筋膜下，有时需切开部分胸小肌以便更好地暴露腋静脉。

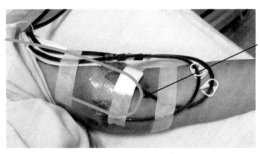

AVG的走行

图 3-14　肱动脉在上臂中段分叉的患者建立左上臂近端肱动脉 - 腋动脉 AVG

腋静脉通常直径较大（＞ 8mm）且分支较多，侧壁钳的使用可减少腋静脉周围组织的解剖范围（图 3-15），在肱动脉 - 腋静脉 AVG 中倾向于使用袖套式的或者带支撑环的 ePTFE 移植物。

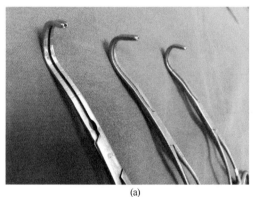
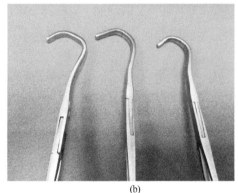

(a)　　　　　　　　　　　　　　　　(b)

图 3-15　用于侧钳夹腋静脉的 Darra 钳的前面观（a）和侧面观（b）

建立肱动脉 - 腋静脉 AVG 皮下隧道时，应确保大部分管道表浅且距皮肤较近，在上臂隧道器容易往深处滑动，这会增加后期穿刺的难度。

5. 其他潜在的上肢 AVG 建立部位

（1）颈部 AVG（腋动脉至对侧腋静脉）。

（2）腋动脉 - 同侧颈内静脉 AVG。

（3）腋动脉 - 股静脉 AVG。

三、下肢血管通路

当上肢适合建立血管通路的血管耗竭或存在双侧头臂静脉、锁骨下静脉闭塞时，下肢血管通路就变得非常珍贵。但与上肢相比，患者对下肢血管通路导致的深静脉阻塞和窃血综合征等并发症的耐受性更低[12]。因此，在建立下肢血管通路前对下肢动脉和静脉系统进行详细的评估是非常必要的。下肢脉搏及趾间血压的测量是检测下肢动脉疾病的基本检查，应超声检查股、腘静脉，髂静脉及下腔静脉以评估流出道，如果髂静脉和下腔静脉超声检查效果欠佳，可以考虑静脉造影，皮肤情况和卫生情况也需要评估。下肢血管通路建立以后，应密切随访以发现随时间出现的并发症，包括假性动脉瘤、感染、静脉高压、深静脉狭窄或血栓，以及远端肢体缺血。

下肢血管通路包括以下几例。

（1）隐静脉 - 股动脉 AVF 并环形转位。

（2）隐静脉 - 腘动脉 AVF 并转位。

（3）股浅静脉 - 股浅动脉 AVF 并转位。

（4）股动脉 - 隐静脉或者股静脉 AVG。

（5）腘动脉 - 隐静脉或者股静脉 AVG。

（6）耻骨上股动脉 - 股静脉 AVG。

关于下肢血管通路的内容将在第十四章详细阐述。

四、当无头静脉可选择时，应选择肱动脉 - 贵要静脉 AVF/ 贵要静脉转位还是肱动脉 - 贵要静脉 AVG

要比较这两种术式应考虑以下几方面。

（1）成功率，是否需要辅助成熟的措施。

（2）术后早期并发症。

（3）从手术到可用以透析的时间。

（4）一期通畅率。

（5）辅助一期通畅率和二期通畅率。

（6）要维持功能性通路可采用的干预措施的数量。

（7）远期并发症，如感染、假性动脉瘤等。

有一个前瞻性非随机研究[8]和两个前瞻性随机对照研究[13,14]回答了一些问题，一个研究[8]使用了聚氨酯移植物（Vectra，巴德，Temple，AZ，US），另一个[14]使用了生物合成移植物（Omniflow，Lemaitre，Burlington，MA，US），研究发现，肱动脉 - 贵要静脉 AVF 成熟时间较长、通常需要分期手术、术后早期并发症较多，但是一期和辅助一期通畅率较高、远期并发症较少且二期干预率较低。肱动脉 - 贵要静脉 AVG 可以更早使用，术后早期并发症较少，但是远期效果较差，肱动脉 -

贵要静脉 AVG 和肱动脉 - 贵要静脉 AVF 的二期通畅率相似，可能是由于严密的随访和多种腔内介入措施的采用，在这三个研究中血管通路的成功率和窃血综合征的发生率变异较大。

在临床实践中，还应考虑患者是否为提前建立血管通路、终末期肾病中是否已置入中心静脉置管、中心静脉导管的放置时间、中心静脉导管的并发症、患者的一般状态和既往通路感染史、患者的期望和对大伤口的接受程度。对于提前建立血管通路、年轻和一般状况好的患者，更倾向于肱动脉 - 贵要静脉 AVF。对于年龄较大、预期寿命不长、长期中心静脉置管、经常出现中心静脉导管并发症（反复阻塞、感染）的患者，肱动脉 - 贵要静脉 AVG 可能是更好的选择。不能简单地回答关于选择肱动脉 - 贵要静脉 AVG 还是肱动脉 - 贵要静脉 AVF 的问题，应在详细评估患者情况的基础上，向患者详细交代两种术式的利与弊，与患者共同作出选择，以达到更好的患者满意度和临床效果。

五、老年患者的血液透析通路

许多国家老年患者终末期肾病的发生率都在增加[15]，不同研究对老年患者的定义有差异，有的定义为 > 65 岁[16]，有的定义为 > 67 岁[17]，还有的定义为 > 80 岁[18]。老年患者通常外周血管钙化较重，全身合并症如糖尿病、缺血性心脏病、心力衰竭、外周动脉疾病和恶病质的发生率较高。他们也常出现一些社会问题和经济困难，包括记忆问题、缺少照顾者、活动问题和缺少固定收入。一项荟萃分析[19]显示，与非老年患者相比，老年患者 AVF 的失败率更高。其他研究[20]显示，在老年患者中女性、糖尿病、心力衰竭、特定人种、进展到终末期肾病前就医时间短等因素都与 AVF 效果差相关，尽管如此，在 80 ～ 90 岁的患者中，AVF 优于 AVG 和中心静脉置管[21]。因此，如果有合适的上肢动脉和浅静脉存在，自体血管 AVF 仍然是首选的透析通路。由于大多数老年患者存在更具挑战性的身体及社会状况，因此术前详细的评估和病情交代在制订个体化的血管通路方面尤为重要。应确保能够建立不同的血管通路以适应患者特殊的临床和社会要求。了解老年患者不同部位 AVF 的成功率[16, 22]、影响成熟的因素[20] 和通常需要的成熟时间[17] 可以更轻松地应对患者的咨询。

参 考 文 献

1. Shenoy S. Innovative surgical approaches to maximize arteriovenous fistula creation. *Semin Vasc Surg.* 2007; **20**: 141–147.
2. Dagher F, Gelber R, Ramos E, Sadler J. The use of basilic vein and brachial artery as an AV fistula for long-term haemodialysis. *J Surg Res.* 1976; **20**: 373–376.

3. Martinez BD, LeSar CJ, Fogarty TJ, *et al.* Transposition of the basilic vein for arteriovenous fistula: An endoscopic approach. *J Am Coll Surg.* 2001; **192**: 233–236.

4. Hossny A. Brachiobasilic arteriovenous fistula: Different surgical techniques and their effects on fistula patency and dialysis-related complications. *J Vasc Surg.* 2003; **37**: 821–826.

5. Jennings WC. Creating arteriovenous fistulas in 132 consecutive patients. Exploiting the proximal radial artery arteriovenous fistula: reliable, safe, and simple forearm and upper arm hemodialysis access. *Arch Surg.* 2006; **141**: 27–32.

6. Jennings WC, Taubman KE. Alternative autogenous arteriovenous hemodialysis access options. *Semin Vasc Surg.* 2011; **24**: 72–81.

7. Scott E, Glickman MH. Conduits for hemodialysis access. *Semin Vasc Surg.* 2007; **20**: 158–163.

8. Kakkos SK, Andrzejewski T, Haddad JA, *et al.* Equivalent secondary patency rates of upper extremity Vectra Vascular Access Grafts and transposed brachial-basilic fistulas with aggressive access surveillance and endovascular treatment. *J Vasc Surg.* 2008; **47**: 407–414.

9. Glickman MH, Stokes GK, Ross JR, *et al.* Multicenter evaluation of a polyurethaneurea vascular access graft as compared with the expanded polytetrafluoroethylene vascular access graft in hemodialysis applications. *J Vasc Surg.* 2001; **34**: 465–472; discussion 72–73.

10. Sorom AJ, Hughes CB, McCarthy JT, *et al.* Prospective, randomized evaluation of a cuffed expanded polytetrafluoroethylene graft for hemodialysis vascular access. *Surgery.* 2002; **132**(2): 135–140.

11. Ko PJ, Liu YH, Hung YN, *et al.* Patency rates of cuffed and noncuffed extended polytetrafluoroethylene grafts in dialysis access: a prospective, randomized study. *World J Surg.* 2009; **33**(4): 846–851.

12. Cull JD, Cull DL, Taylor SM, *et al.* Prosthetic thigh arteriovenous access: outcome with SVS/AAVS reporting standards. *J Vasc Surg.* 2004; **39**(2): 381–386.

13. Keuter XH, De Smet AA, Kessels AG, *et al.* A randomized multicenter study of the outcome of brachial-basilic arteriovenous fistula and prosthetic brachial-antecubital forearm loop as vascular access for hemodialysis. *J Vasc Surg.* 2008; **47**: 395–401.

14. Morosetti M, Cipriani S, Dominijanni S, *et al.* Basilic vein transposition versus biosynthetic prosthesis as vascular access for hemodialysis. *J Vasc Surg.* 2011; **54**: 1713–1719.

15. Lassalle M, Ayav C, Frimat L, *et al.* The essential of 2012 results from the French Renal Epidemiology and Information Network (REIN) ESRD registry. *Nephrol Ther.* 2014. pii: S1769-7255(14)00631-2.

16. Renaud CJ, Ho P, Lee EJ, *et al.* Comparative outcomes of primary autogenous fistulas in elderly, multiethnic Asian hemodialysis patients. *J Vasc Surg.* 2012; **56**: 433–439.

17. Hod T, Patibandla BK, Vin Y, *et al.* Arteriovenous fistula placement in the elderly: when is the optimal time? *J Am Soc Nephrol.* 2015; **26**(2): 448–456.

18. Nadeau-Fredette AC, Goupil R, Montreuil B, *et al.* Arteriovenous fistula for the 80 years and older patients on hemodialysis: Is it worth it? *Hemodial Int.* 2013; **17**(4): 594–601.

19. Lazarides MK, Georgiadis GS, Antoniou GA, *et al.* A meta-analysis of dialysis access outcome in elderly patients. *J Vasc Surg.* 2007; **45**(2): 420–426.

20. Hod T, Desilva RN, Patibandla BK, *et al.* Factors predicting failure of AV "fistula first" policy in the elderly. *Hemodial Int.* 2014; **18**(2): 507–515.

21. Hicks CW, Canner JK, Arhuidese I, *et al.* Mortality benefits of different hemodialysis access types are age dependent. *J Vasc Surg.* 2015; **61**(2): 449–456.

22. Weale AR, Bevis P, Neary WD, *et al.* Radiocephalic and brachiocephalic arteriovenous fistula outcomes in the elderly. *J Vasc Surg.* 2008; **47**(1): 144–150.

Suggesested reading

Vascular Access: Principles and Practice by Samuel Eric Wilson.

附　　录

前臂及肘窝浅静脉的解剖存在很多变异。附录图 3-1 显示了肘前静脉常见的"H"形（附录图 3-1a）和"M"形（附录图 3-1b）。

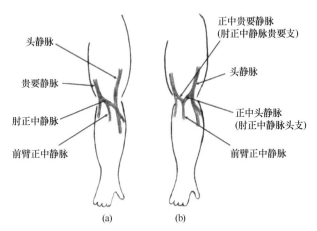

附录图 3-1　肘前静脉的常见变异。a. "H"形；b. "M"形

第四章

带皮下隧道带涤纶套透析导管置入技术与挑战

Anil Gopinathan

叶红译

一、简　　介

美国肾脏病基金会 - 肾脏病预后质量指南（National Kidney Foundation Kidney Disease Outcomes Quality Initiative Guideline，NKF-DOQI）推荐慢性肾脏病患者应在首次血液透析治疗 6 个月前建立自体动静脉内瘘，对于已经开始血液透析治疗的患者，在其首次透析开始后的 90 天内应拥有功能良好的动静脉内瘘[1]。然而，根据美国肾脏病数据系统（US renal data system，USRDS）2012 年的数据显示，高达 75% 的患者首次血液透析使用中心静脉导管[2]。事实上，几乎每个终末期肾脏病（ESRD）患者在其血液透析生涯中都经历过中心静脉导管的留置。如果导管留置时间预计超过3 周，建议使用带皮下隧道带涤纶套透析导管（tunneled cuffed catheter，TCC）。

受过培训的术者完成一例 TCC 的置入通常仅需 15 ～ 20 分钟。操作虽简单，有时却会有意想不到的困难和挑战，即使经验丰富的术者也不例外。导管置入的每个步骤（从位置的选择到术后的止血）都有潜在风险。本章节将对此逐一讲解，并提供一些秘诀和技巧以规避风险。

二、置管位置的选择

TCC 置入首选部位为右侧颈内静脉(IJV)，IJV、右头臂静脉、上腔静脉（SVC）、右心房（RA）几乎位于同一直线上，路径最直接。相比于其他部位，该部位置管通畅性较好，并发症较少。以往经常使用锁骨下静脉（SCV）置管，文献报道锁骨下静脉置管后 50% 的患者发生中心静脉狭窄，如果合并导管感染，中心静脉狭窄的发生率高达 70%[3, 4]。因此 SCV 不应该作为患者 TCC 置入的首选部位。NKF-DOQI 推荐的中心静脉置管位置顺序如下：右侧 IJV、左侧 IJV、右侧颈外静脉（EJV）、左侧 EJV。右侧 IJV 血管无法使用时，作者更倾向选用 EJV，而非左侧 IJV。左侧颈内静脉置管较易形成血栓，可能与其解剖结构有关，因为导管经左侧 IJV 进入右心房走行长并存在两个转角（左 IJV 汇入左无名静脉、左无名静脉汇入 SVC 处）。此外，它对将来左上肢内瘘的建立也存在潜在的威胁。

　　如果 EJV 有合适的直径和解剖条件（与中心静脉相通），那么它将是替代 IJV 作为置管部位的最好选择[5]。EJV 穿刺需要在超声引导下进行，必要时嘱患者 Valsalva 呼吸使血管充盈。除非 EJV 在颈部的走行顺直，否则均需静脉造影明确 EJV 汇入中心静脉的角度（图 4-1）。EJV 走行异常或血管狭窄是该部位置管的相对禁忌。如果 EJV 与中心静脉交汇处成角锐利或其走行与中心静脉相反（图 4-2），则扩张导管置入会非常困难，撕脱鞘置入时也易造成血管损伤、穿孔。此外，导管扭结的概率大大增加。导丝引导下经 EJV 路径置入 TCC 是非常安全的，因导管通过 EJV-SCV 移行处可能会遇到静脉瓣的阻挡，撕脱鞘的使用必不可少。

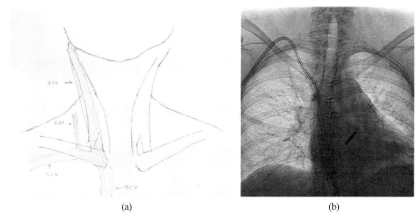

(a)　　　　　　　　　　　　　　　　(b)

图 4-1　a. 颈外静脉在颈部的走行顺直，汇入锁骨下静脉处的角度呈钝角，此类血管走行适合 TCC 的置入。b. 经颈外静脉置管后 X 线片提示导管平滑通过颈外静脉与锁骨下静脉的夹角进入中心静脉

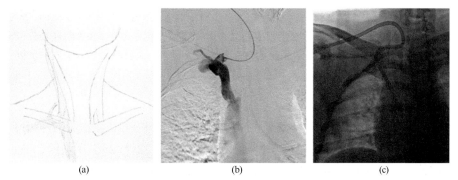

(a)　　　　　　　　　(b)　　　　　　　　　(c)

图 4-2　a. 颈外静脉走行与中心静脉方向相反，如果选择此类静脉置管，因颈外静脉与锁骨下静脉存在锐利的夹角，需在静脉穿刺后迅速改变方向，这就增加了血管扩张过程中穿孔的可能性。即便导管顺利置入，也容易扭结致早期失功。b. 血管造影提示颈外静脉走行与中心静脉方向相反，该患者颈部及胸部无其他合适的血管，故选择解剖条件不理想的颈外静脉置管（b）。c. 如前所述，导管置入后 X 线片提示导管有两处扭结，患者两次透析治疗后导管失功，之后改为股静脉置管

右侧静脉都不适用且需要保护的情况下，作者倾向使用右侧头臂静脉置管（图4-3）。如果超声提示头臂静脉显见，头臂静脉穿刺是安全可行的。将超声探头放置在右锁骨上区域，光束居中，其后端和尾部汇入头臂静脉。在超声探头上施加稳固的压力可使静脉血管成像清晰，如果因锁骨上凹阻碍探头与皮肤表面贴合，推荐使用稀释过的利多卡因在此部位打一个皮丘。当静脉显见后，搭配微穿系统（micropuncture set），穿刺即更安全，但是该路径的穿刺比 IJV 穿刺发生气胸的风险高。Wellons 等认为直接穿刺 SVC 与穿刺头臂静脉相似，但侵袭性更强[6]，建议置管前由股静脉入路行 SVC 造影并在 X 线透视下沿上腔静脉路径行 SVC 穿刺，该路径置管最大的风险为出血，除非左侧没有可以选择的静脉，否则应避免该部位置管。

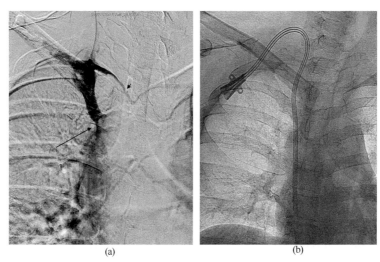

(a)　　　　　　　　　(b)

图 4-3　a. 患者右上肢人工血管动静脉内瘘（AVG）血栓形成，因既往有多次右侧 TCC 置入史，拟在左上肢新建 AVF。超声提示右侧颈内静脉和颈外静脉闭塞，故选择在其右侧锁骨上凹部位超声引导下右侧头臂静脉置管，头臂静脉穿刺后造影显示，头臂静脉汇入上腔静脉处存在中等程度的狭窄（长箭头），锁骨下静脉和纵隔侧支可见反流（短箭头）。b. 导丝引导下透析导管可以顺利通过狭窄段，置管后造影显示导管位置良好

可以选择锁骨上或锁骨下路径行 SCV 置管，超声下 SCV 显示清晰即可穿刺。临床大部分 SCV 置管都是根据解剖标志盲穿，使用 22～23G 穿刺针，沿锁骨中线内侧 1/3 锁骨下缘 1cm 穿刺后进入胸骨三角凹，针尖朝向对侧肩膀或胸骨上凹方向，尽可能与胸壁走行平行，进针后持续负压抽吸直至回抽出静脉血。因锁骨上动脉位于 SCV 后上方，建议超声引导下置管。右侧 SCV 穿刺对于右利手的术者较为容易，术者站在患者头侧，面朝患者足侧，左侧 SCV 穿刺时术者与患者面对面以方便操作。轻度 Trendelenberg 体位能使静脉充盈，从而减少空气栓塞，但这一观点存在质疑。可在肩背部垫一小枕头支撑，头稍稍后仰并转向对侧，同侧

上肢手心向上放于体侧使肩部后展，该体位为 SCV 穿刺的标准体位，它可使 SCV 中段（目标穿刺段）更邻近锁骨，并且与伴行的锁骨下动脉适度分离，血管充盈更有利于穿刺。

如果颈部静脉和 SCV 均无置管条件，可选择股静脉置管，但股静脉 TCC 感染率高，而且一旦出现髂静脉血栓可能会影响将来肾移植手术。若患者颈部或前胸壁浅表血管扩张明显，仍然建议完善相关检查（CT 或血管造影）以明确是否存在经颈部静脉和 SCV 置管的可行性，而不是直接选择经股静脉置管（图 4-4）。

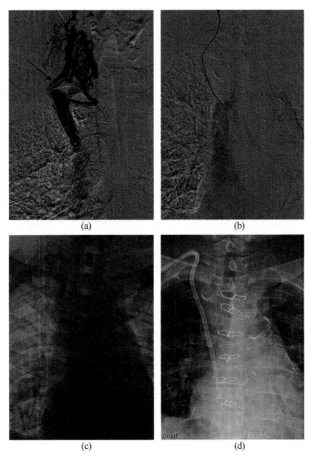

图 4-4　a. 双侧颈静脉、锁骨下静脉、股静脉均闭塞的血液透析患者。医师试图找寻其他可置入 TCC 的部位。因颈部侧支静脉显见，用 23G 头皮针穿刺后行造影检查，提示颈部多支侧支静脉汇入右侧头臂静脉，其中一支（箭头所指）汇入中心静脉前走向较为平直。b，c. 选用微血管穿刺套装在超声引导下进行穿刺，在扩张侧支静脉前先使用 Amplatz 导丝使血管顺直，随后扩张导管扩张，最后经导丝引导置入 TCC。d. 导管置入后血管造影提示侧支静脉显影，导管并无明显扭曲

也有一小部分患者非常不幸，上述可穿刺的静脉血管均耗竭，只能选择非常

规的 CVC 置入技术。一部分医学中心会选择髂外静脉（EIV）置管，EIV 置管时导管出口部位位于腹股沟上方，与股静脉置管相比，EIV 置管不仅感染发生率低而且因导管不经过髂关节，较少发生扭曲、拉伸，血栓发生率亦减少。但也有文献报道，EIV 置管与股静脉置管相比，两者血栓和感染的发生率相当[7]。也有报道利用经腰（translumbar）穿刺将导管放置于下腔静脉，其导管阻塞及感染率与其他方式相当，但后腹膜大出血是这个方式可能的严重并发症。另一种更为冒险的置管方式是选择肝静脉路径置管，导管从肝静脉经过 IVC 到达右心房。Smith 等报道，经肝静脉置入隧道式血液透析导管，穿刺过程中并发症的发生率为 29%，导管早期移位率 31%，早期（小于 7 天）失功率 19%[8]。

三、导管的选择

目前市场上可见多个厂家、多种型号的导管。导管材质大多为聚氨酯，体外穿刺时较硬，进入体内后变得柔软，这种特性既可方便穿刺又可减少导管体内留置时对血管壁的损伤。另一种用于隧道式血液透析导管的材质为 Carbothane，是一种由聚碳酸酯和聚氨酯构成的共聚物。与聚氨酯导管相比，该导管壁稍薄而强度更好。

隧道式血液透析导管的体部有一个涤纶制成的卡夫（Dacron cuff），带卡夫的这段导管应位于皮下隧道中，离血管入口的距离不少于 3cm。置管后纤维组织长入卡夫，卡夫被包裹后使导管位置固定，同时构成细菌定植的物理屏障，减少了感染的风险。有些导管具有特殊的涂层（如肝素、抗生素或银离子），但其实用价值有待进一步明确。

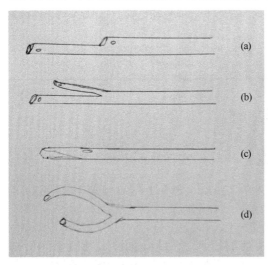

为了防止导管血栓形成、减少再循环、保证透析效率，厂家设计了不同类型的导管顶端（图 4-5）。在阶梯状的导管顶端设计中，流出端与流入端之间的距离至少为 25～30mm，以减少再循环的发生。尽管如此，导管的功能还取决于其所在的位置，如果动脉端邻近 SVC 或者右心房的心房壁，其功能也不会太好。有关位置依赖的问题可以通过导管顶端分裂的设计来解决，

图 4-5 部分隧道式透析用导管不同的顶端设计
a. 顶端阶梯式带侧孔；b. 顶端分裂式带侧孔；c. 顶端对称式开口；d. 顶端分裂自居中式

分裂式导管顶端（带侧孔或不带侧孔）的活动可减缓纤维蛋白鞘的形成。透析过程中，如果导管顶端贴壁会导致端口附近的血管壁塌陷，导管血流中断，影响透析。这种现象可以用导管顶端增加侧孔的设计来解决，但是侧孔边缘不规则，又会增加导管顶端血栓的形成，也增加感染的风险。目前比较新颖的设计为导管顶端对称式，即各个管腔长度一致，导管动脉端血流从侧孔和导管顶端同时流入，静脉端血流仅从导管顶端流出。动物实验证实，该设计能减少导管再循环率，但临床使用时发现，导管动脉端出现血栓或纤维蛋白鞘包裹，以及导管吸壁的现象很普遍。出现上述情况时，交换动静脉端可以冲开血栓并使导管出口不贴壁。

顶端阶梯式带侧孔和顶端分裂式带侧孔的导管血流反接时再循环率增加，而顶端对称式开口的导管血流正接和反接时再循环率相等。顶端分裂自居中式导管（self centering split tip）是一种独特的设计，其导管末端为弧形，这样管腔就可以始终远离血管壁，已有证据显示该导管设计的优越性[9]。

大多数市售可用的隧道式血液透析用导管需从皮肤到静脉穿刺点部位顺行置入，也有一部分可以反向操作，有一些需要在导丝引导下置入。某些紧急情况下，导丝引导下置管更为安全，不仅可以确保导丝引导正常路径，同时亦可减少空气栓塞的发生。

总的来说，目前市售的隧道式透析用导管没有哪一种明确优于其他导管，对于术者而言需要了解这些导管的优缺点，以便在血管条件不佳时做出最明智的选择，使用最适合的导管，确保置管顺利。

四、静脉穿刺

静脉穿刺时应避免仅靠解剖标志定位或触摸邻近动脉搏动进行盲穿，必须强制实行超声（USG）引导下的穿刺。操作时使用高频探头（通常 7 ～ 10MHz），对于体型小或较瘦的患者建议使用小的超声探头。当需要更强的声波穿透力时可以选低频探头，如静脉位置较深时。穿刺前，需要用超声评估穿刺点近心端超过5cm（甚至更多的）范围内的血管，用以探查血管是否存在狭窄或闭塞。

静脉穿刺时应充分暴露穿刺部位的皮肤。颈静脉穿刺时，患者需将头偏向对侧，这一点对肥胖或脖子较短的患者尤为重要。可用折起的布单或毯子垫在患者两侧肩胛骨中间，但同时需避免患者颈部过伸或头部过度转向穿刺点对侧，常规情况下静脉位于动脉侧面，上述体位时静脉移位至动脉上方，从而导致穿刺过程中误穿动脉的概率增加。颈内静脉穿刺点应选择胸锁乳突肌胸骨头和锁骨头之间的夹角，约锁骨胸骨端上方1cm处，穿刺部位不宜过高以防导管扭曲。应选择

IJV 的前外侧壁进行穿刺，可将 USG 探头垂直置于静脉上方，将穿刺针从与探头长轴平行的方向进行穿刺（图 4-6）。穿刺过程中务必使穿刺针在可视范围内，避免误穿动脉，理想情况下只刺穿一侧静脉壁，但对于皮肤较厚或存在水肿，或因多次插管存在广泛瘢痕组织的患者而言，穿刺过程中难免出现静脉贯穿。尽管可以预先做皮肤切口，但穿刺过程中针尖遇到阻力后静脉会滑脱，故可选择锐利的穿刺针、稍加大力量、瞬间穿刺静脉壁，静脉一旦贯穿，可将穿刺针缓慢退回至血管腔内。笔者习惯将 10ml 注射器抽吸 3ml 生理盐水后连接穿刺针，穿刺时边进针边回抽以确定穿刺针是否进入管腔。避免使用带锁紧接口（luer lock）的注射器，因将注射器旋下过程中，穿刺针易移位掉出至静脉管腔外，此外 5ml 注射器与穿刺针连接欠紧密，笔者也不推荐使用。

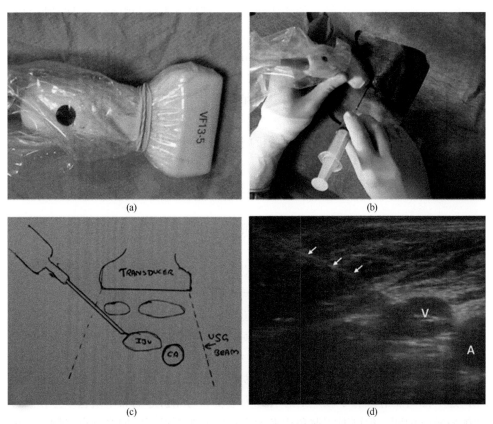

(a)

(b)

(c)

(d)

图 4-6 套有无菌套的高分辨率超声探头（a）。超声引导下颈内静脉穿刺（b）。需注意穿刺针所处位置与超声探头的表面有关，穿刺针与超声探头在同一平面内可以保证整个进针过程都在超声监视下（c）。穿刺过程中的超声图像：线性的回声结构显示了穿刺针（箭头）从皮肤表面进入颈内静脉（d）。V，颈内静脉；A，颈动脉

静脉穿刺时应选择 18G 穿刺针。特殊情况下如术者对穿刺过程缺乏信心，

或是静脉过细、穿刺存在较大风险时，可使用 21 或 22G 的微穿刺针。选用 21G 穿刺针时需配套使用 0.018″ 的导丝。颈内静脉进入胸腔处若血管明显迂曲或存在中心静脉狭窄致导丝不能顺利下行时可反复调整导丝，需避免 0.018″ 的导丝穿过穿刺针时切割损伤。如果导丝发生扭曲、难以拔出时应将穿刺针连同导丝一起从血管中拔出，严禁暴力操作。如果需使用微导丝不易弯曲的金属段，需将其经穿刺针顺入血管，穿刺针移除后用微血管穿刺系统中的 3Fr 扩张导管经导丝置入血管（如果是导丝柔软的一段在血管中，则没有足够的支撑力，不能行该操作）。之后可通过该扩张导管行血管造影评估血管条件，若导丝位置良好，可以将 3Fr 的扩张导管取出，使用 4Fr 的扩张导管进行扩张，再依次使用微血管穿刺组套中的扩张导管，上述操作均需在透视下完成。

　　静脉穿刺时若使用 18G 穿刺针，需配套使用 J 形尖端的 0.035″ 导丝。当导丝进入不畅时，可将穿刺针更换为 4Fr 或 5Fr 的血管扩张导管后，再进行导丝的调整（血管扩张导管跟扩张软组织的钝端扩张导管不同）。这种血管扩张导管也可搭配微血管穿刺系统中 3Fr 的导管使用。应避免使用超滑导丝从金属穿刺针中通过，从而挂掉其表面的亲水涂层，导致其滞留在血管中。

五、皮下隧道

　　皮下隧道从皮肤出口到血管入口的距离应该至少 8 ～ 10cm，同时应具有柔和的弧度避免导管成角。在皮肤出口的位置用 1% 利多卡因 3 ～ 5ml 浸润麻醉后做 1cm 长的切口，暴露皮下脂肪，需要注意的是切口深度仅仅到达真皮层是不够的。使用 22G 穿刺针，针头斜面紧贴皮肤，沿着设计好的皮下隧道路径注入 1% 利多卡因（通常需要 20ml 左右）至静脉入口。局部麻醉后，皮下组织被液体分离，隧道易于建立，尤其对于颈部皮肤较厚或穿刺部位瘢痕组织严重的患者（如既往有多次 TCC 置入史），用液体分离组织的步骤至关重要。局部麻醉后可用隧道针打皮下隧道，皮肤切口处可使用血管钳辅助。隧道针置入前可将其轻度弯曲以方便使用。弯曲后的隧道针进入皮下时需将曲面朝上，在困难病例中，可以用另一只手（或者是助手）使皮肤拉伸。当隧道针从隧道的另一头穿出后，可将导管与之连接，之后将导管从隧道中拖出，最好先将导管上的卡夫拉入隧道 5 ～ 6cm 处，以方便之后导管的调整，将导管拉出比把导管推入容易。笔者认为应该避免穿隧道前将隧道针与导管连接以免操作不便和导管污染。

六、血管入口处的扩张

透视下行静脉穿刺后置入导丝，经导丝送入扩张导管扩张皮肤及皮下组织。扩张导管置入前需将长段导丝置入一长段较直的血管中。如果选择颈静脉或锁骨下静脉穿刺，那么必须透视确认导丝进入下腔静脉，如果导丝在心房中漂浮，则无法支撑较大直径的扩张导管，从而增加血管穿孔的可能。扩皮同样需在透视下完成。扩张导管应在导丝引导下沿着同一方向（同一平面），导丝一旦打折，需调整扩张导管方向，使其沿导丝拐弯方向缓慢进入。对于颈部较短、肥胖或颈部瘢痕组织明显的患者尤其要重视这一步骤。颈外静脉、锁骨下静脉、左侧颈内静脉及颈部侧支静脉的置管原则是一样的。上述情况下，作者通常会用加硬导丝（0.035″ Amplatz 导丝）替代 TCC 组套中的导丝（图 4-7）。0.035″ Amplatz 导丝可以使迂曲的血管变直，同时也可以为扩张导管提供足够的支撑力、避免不必要的打折。

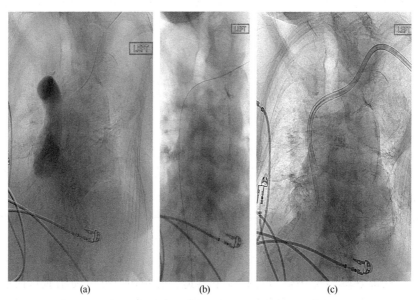

(a)　　　　　　　(b)　　　　　　　(c)

图 4-7　该患者有严重的胸廓畸形从而使得 TCC 的置入很困难。其右侧的静脉因之前置入过导管而闭塞。左侧的颈内静脉是通畅的，但是迂曲并且骨骼的畸形位置比动脉深。因此，选择用微血管穿刺组套在锁骨上区域沿颈内静脉走行，对其左侧壁进行穿刺（动脉位于其前方）。a.经微血管穿刺组套中的扩张导管造影显示中心静脉存在明显迂曲，在左侧锁骨下静脉汇入头臂静脉处有环状迂曲。b.用 4Fr 的扩张导管和亲水导丝通过迂曲处，这样导管就可以顺利到达颈内静脉。之后用更硬的导丝替换（0.035″ Amplatz 导丝），随后将导管置入。更硬的导丝将静脉上剩余的迂曲变直后。c.TCC 即可按常规步骤置入

七、导管置入

虽然市面上的导管都可以使用导丝置入,但是大部分都会使用撕脱鞘来放置。有时尽管已经使用 HD 导管组套中的扩张导管进行预扩张,但是撕脱鞘仍无法在导丝的引导下置入。在这种情况下,需稍微扩大穿刺点的皮肤切口,用动脉钳分离皮下组织,然后用一个更粗的扩张导管(比鞘粗)进行预扩张。

先将扩张导管和撕脱鞘组装到一起,通常扩张导管比鞘长 2 ~ 3cm。因此,一旦扩张导管撕脱鞘组合与血管相匹配,就可以直接将撕脱鞘与扩张导管一起置入,而不用再将扩张导管置入 SVC 的下段或右心房。在放置左侧导管时该步骤尤为关键。经左侧入路时,当撕脱鞘到达锁骨下静脉时,不要再尝试继续推入扩张导管使其通过 SVC 的第二个迂曲,许多严重的出血都是在最后一步置入撕脱鞘时造成静脉穿孔而引起的。因此在进行该步骤操作时,需要患者保持绝对静止,一旦撕脱鞘置入血管,必须在没有阻力的情况下才能推进。操作者在遇到任何阻力后都应停止推进,细微调整方向后才能继续,这种阻力通常是由撕脱鞘碰上血管壁造成的。

当撕脱鞘位置良好后,可取出扩张导管和导丝。通常在撕脱鞘的中间有一个空气阀,该阀的作用显而易见,用来阻止扩张导管移除后空气的进入,需先将导丝尖端退入扩张导管内,然后再将其一同取出。一些操作者会让患者练习升高胸腔内的压力从而防止空气栓塞。在笔者看来,大多数患者不具备完成上述动作的精神和生理条件。因此,最好让患者保持正常呼吸,使用空气阀。另一项保障措施为在导管移除后迅速用拇指置于撕脱鞘的中间。

有时在使用撕脱鞘置入导管的过程中会遇到阻力,若是发生在皮肤入口端,局部周边组织的扩张可能会有帮助,更常见的是血管的方向改变了,在这两种情况下,可以使用 0.035″ 具有柔然尖端和亲水涂层的较硬导丝,从导管的一端置入,为 HD 导管的置入提供额外的支撑力和推力。

八、导管尖端的位置

不同专家团队,如 US FDA 和 NKF DOQI 组织制订的关于导管尖端最佳位置的指南存在冲突。NKF-DOQI 在 2006 年将其制订的导管尖端最佳位置由 SVC 的下段改为右心房。综合最近的 NKF 及大多数专家的意见,认为导管尖端最好位于右心房,同时动脉端在纵隔侧。然而这些指南并没有对不同设计的导管进行区别,也没有区分血流对导管功能的影响、侧孔设计和并发症[10]。为了解决这个问题,Tal 等提出了"功能尖端"的概念,功能尖端是指从尾部的侧孔到导管的尖端，他们认为整个功能尖端都应该位于右心房，同时不接触心房底。另一个问题是所有的指南都对导管尖端具体位置避而不谈，在透视或 X 线下，很难确定上腔静脉的末端和右心房的起始部位。腔静脉起始于右心房后壁的延伸，在正位 X 线片是没有办法分辨其末端和心房的起始部位的。此外，患者处于仰卧位时其腹腔内容物会将膈肌上移，纵隔的位置也会比患者处于直立体位时高数厘米，在体型较大的患者中这一效果会更为明显。就此而言，即便是使用断层 CT 扫描，有经验的胸部放射科医师也很难准确说出锁骨下静脉的末端和心房的起始部，除非有心电门控（cardiac gated）的心脏 CT。总的来说，尽管存在不同的专家指南，但是实际工作中导管尖端的具体位置是很难准确定位的。

另一个需要考虑的问题为胸壁上导管的拖拽。只要患者处于直立体位，前胸壁上的导管就有持续存在的拖拽力。这就有可能将导管尖端拉出到上腔静脉甚至头臂静脉。在肥胖患者和胸部较大的女性这种作用更为明显。因此，上述患者建议使用稍长导管，这样就可保证导管尖端位于心房底部。

股静脉入路的导管置入中理想的导管尖端位置目前仍不清楚。一些意见认为，下腔静脉的下段为导管尖端最好的位置。如果患者的髂静脉大小合适，并且患者近期不会接受肾移植手术，通常使导管尖端位于髂静脉。通常髂静脉内的狭窄和血栓采用血管腔内治疗的手段很容易解决，我们只有在腔静脉血管资源耗竭的情况下才会选择下腔静脉作为导管尖端的放置点。

九、皮下隧道出血

TCC 置入后发生皮下隧道渗血是很常见的，通常采用按压的方式即可止血。很少的患者需要 15 ～ 20 分钟以上的按压。按压几分钟后在皮下隧道中注入几毫升稀释过的肾上腺素液体（1 ： 10 000）有利于止血。有一些操作者选择注入小剂量的凝血酶来止血。笔者喜欢用 3-0 或 2-0 的丝线在导管出口和皮下隧道上缝止血荷包。这些缝合线需在 24 小时内拆除，从而减少感染的发生。需要注意的是在操作过程中应避免针尖碰到导管。

十、在有狭窄的静脉中置入导管

静脉穿刺后造影显示中心静脉存在狭窄的情况并不少见。轻到中度的狭窄无须治疗导管可以顺利通过（图 4-8）。若中心静脉狭窄程度重、管腔过小导致导管无法顺利通过时需先行球囊扩张术。有时甚至需要在管腔狭窄处置入支架才能将导管置入右心房（图 4-9）。与中心静脉狭窄相比，中心静脉闭塞时导管更难放置，如果闭塞部位能再通，置管方法与中心静脉狭窄相同。

　　有时，导丝可以通过坚硬的闭塞段而导管无法通过。这种情况下建议股静脉入路，经下腔静脉或髂静脉抓捕导丝，使其通过闭塞段，并使其通过腹股沟韧带建立引导线。即可确认导丝在血管内并且没有穿孔，引导线同时也可以为球囊导管的置入提供额外的支撑力。预扩张后这样顽固的闭塞通常需要置入支架来保持其通畅。

　　当我们别无选择时，可以尝试开通中心静脉的闭塞段置入隧道式 HD 导管。该方法在中心静脉小段闭塞且闭塞段近端和远端的静脉相对顺直的情况下是安全可行的。文献中对闭塞血管再通也进行了描述，有些仅使用类似 Chiba 针或 TIPS 针的硬件设备，有些则需要使用如 Outback 血管再通的支架设备（Cordis，NV，US）[11]。

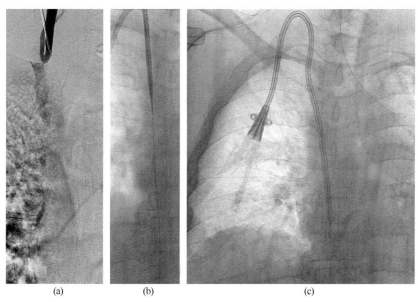

　　　　　　(a)　　　　　　　　(b)　　　　　　　　　　(c)

图 4-8　患者拟行 TCC 置入，既往有右侧中心静脉置管史。右侧颈内静脉通畅但管腔较细。a. 选择 18G 穿刺针在颈部低位穿刺，穿刺后导丝进入不畅，造影显示头臂静脉上段严重狭窄。b. 明确狭窄部位后，置入导丝并在导丝引导下用扩张导管依次扩张狭窄部位。c. TCC 经导丝顺利通过狭窄，导管尖端位于心房的中下部。若扩张导管通过狭窄部位较为容易，狭窄部位距离导管顶端目标位置较近，则狭窄部位的静脉不需行球囊扩张

十一、总　　结

　　良好的介入腔内技术的操作技巧是保障某些困难病例 TCC 安全和成功置入的关键。在某些特殊情况下，往往需要对操作步骤进行改进以完成，但需要更多的临床实践才能掌握。

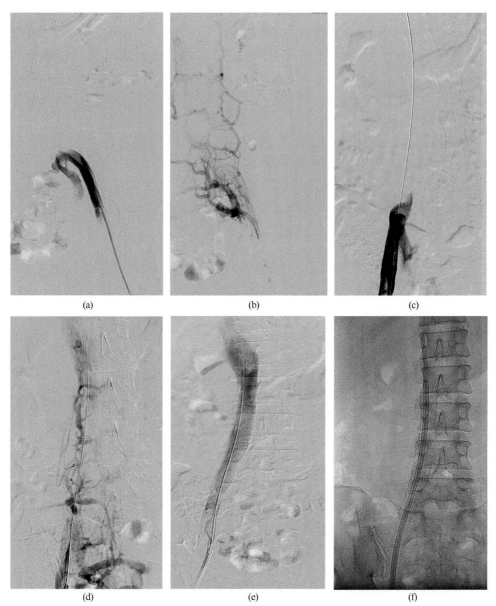

图 4-9　老年 ESRD 患者，有多种合并症，左侧股静脉临时导管失功。因中心静脉慢性阻塞，颈部和上肢部位的血管不适合行 TCC 置入。既往 CT 显示右侧髂静脉闭塞。入院后造影显示左侧髂静脉血栓形成（a），血液通过腹膜后静脉回流（b）。因髂静脉存在新鲜血栓，患者一般情况较差，故不再尝试将其再通，以免血栓脱落造成栓塞。右侧髂静脉闭塞时间长，可尝试开通。导丝（c，d）通过闭塞段时发现闭塞段延伸至下腔静脉下段，球囊扩张闭塞段（下腔静脉的下段和髂静脉）效果欠佳，故置入支架保持狭窄部位通畅（e），并通过支架置入 TCC，导管顶端位于正常段的下腔静脉内（f）

参 考 文 献

1. K/DOQI Clinical practice guidelines for vascular access. *Am J Kidney Dis*. 2006; **48**: (suppl 1): S183–S247.
2. US Renal Data System, USRDS 2012 Annual Data Report: Atlas of Chronic Kidney Disease and End-Stage Renal Disease in the United States, National Institutes of Health, National Institute of Diabetes and Digestive and Kidney Diseases, Bethesda, MD, 2012. http://www.usrds.org/adr.aspx
3. Schillinger F, Schillinger D, Montagnac R, *et al*. Post catheterization vein stenosis in haemodialysis: Comparative angiographic study of 50 subclavian and 50 internal jugular accesses. *Nephrol Dial Transplant*. 1991; **6**: 722–724.
4. Trerotola SO, Kuh-fulton J, Johnson MS, *et al*. Tunnelled infusion catheters: increased incidence of symptomatic venous thrombosis after subclavian versus internal jugular venous access. *Radiology*. 2000; **217**: 89–93.
5. Vats HS, Bellingham J, Pinchot JW, Young HN, Chan MR, Yevzlin AS. A comparison between blood flow outcomes of tunnelled external jugular and internal jugular hemodialysis catheters. *J Vasc Access*. 2012; **13**(1): 51–54.
6. Wellons, ED, *et al*. Transthoracic cuffed hemodialysis catheters: A method for difficult hemodialysis access. *J Vasc Surg*, 2005; **42**(2): 286–289.
7. Lund GB, Trerotola SO, Scheel PJ Jr. Percutaneous translumbar inferior vena cava cannulation for hemodialysis. *Am J Kidney Dis*. 1995; **25**(5): 732–737.
8. Smith TP, Ryan JM, Reddan DN. Transhepatic catheter access for hemodialysis. *Radiology*. 2004; **232**(1): 246–251.
9. Balamuthusamy S. Self-centering, split-tip catheter has better patency than symmetric-tip tunnelled hemodialysis catheter: single-center retrospective analysis. *Semin Dial*. 2014; **27**: 522–528. doi: 10.1111/sdi.
10. Athreya S, Scott P, Annamalai G, Edwards R, Moss J, Robertson I. Sharp recanalization of central venous occlusions: a useful technique for haemodialysis line insertion. *Br J Radiol*. 2009; **82**(974): 105–108.
11. Anil G, Taneja M. Revascularization of an occluded brachiocephalic vein using Outback-LTD re-entry catheter. *J Vasc Surgery*. 2010; **4**: 1038–1040.

第五章

血管通路成熟的评估及远期表现

Jackie P. Ho

叶志东译

一、血管通路成熟和成功用于透析

对于血管通路成熟失败（fail to mature，FTM）有不同的定义[1-3]，建立血管通路最基本的目的如下。

（1）满足透析时反复穿刺。

（2）有足够的血流量以保证充分的透析。

（3）可在预期的时间内使用。

为使经过训练的透析护士容易穿刺，需满足以下基本标准。

（1）管腔直径≥6mm。

（2）距离皮肤深度<6mm。

（3）有一段≥10cm或者两段≥4cm的相对较直的区域。

有时即使未满足上述条件，一些有经验的护士也可以成功穿刺建立通路。成功重复穿刺定义为连续6次透析或者一个月内2/3以上的透析时均成功穿刺建立通路。

透析通路的血流量决定了进入透析机进行废物清除的血量。这对AVG来说一般不是问题，因为流量较小时，AVG内会形成血栓。但AVF有时仍有血流，只是流量并不能保证充分透析。在高加索人群中，通常透析最低血流速度要求为300ml/min或者350ml/min，但是在亚洲人群或者其他体型较小的人群中，200ml/min可能也能满足要求，当然若AVF可以支持更大的血流速度会更好。另一种评估血流量的方法是测量AVF内的血流，阈值为600ml/min。

诊断血管通路成熟失败的节点有人定为3个月（早期成熟失败），有人定为6个月（晚期成熟失败）。Claude等[3]报道，当把时间节点从3个月变为6个月时，成熟失败的比例从60%降到33%，预示成熟是一个连续进展的过程，成熟需要的时间变化很大，主要取决于原始血管的直径、动脉和静脉的连接位置、手术技巧及患者的一般情况和合并症[2]。

对于 AVF，KDOQI 推荐至少在建立 4 周以后穿刺置管以减少出血并发症，这个建议适合建立 AVF 时静脉端尚无动脉化表现者，而不适用于二次造瘘或者既往造瘘失败（1 型）的静脉端已有动脉化表现者。如果管径良好，二次造瘘者在术后 1 ～ 2 天即可进行穿刺，术后第一次透析应避免使用肝素以减少伤口出血。对于 AVG，推荐 2 周后使用，这个建议适合大部分 ePTFE 移植物，在 2 周时间内周围组织与移植物可以相互融合以减少出血，最近有一些具有特殊工程学特点的新移植物（快速通路移植物）可以早期进行穿刺置管（1 ～ 3 天内）[4,5]。

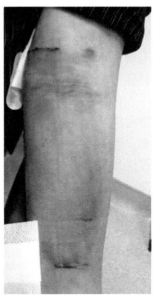

图 5-1 襻形肱动脉 – 贵要静脉 AVG 建立术后局部炎症反应，白细胞计数及降钙素原均正常，用 COX-2 抑制剂治疗 2 周后炎症反应缓解

血管通路建立后应在 1 ～ 2 周后进行第一次随访，观察下列情况。

（1）伤口情况（有无伤口感染、蜂窝织炎和伤口裂开）（图 5-1）。

（2）有无因静脉高压引起的肢体肿胀及其严重程度（如果严重且持续不缓解，需排除中心静脉梗阻）。

（3）AVF 的直径和震颤（可使用止血带检查 AVF 的直径及是否易于穿刺）；如果 AVG 的搏动和震颤不清楚，可听诊 AVG 的杂音。

（4）有无窃血综合征的症状和征兆。

对于 AVG，如果没有感染和窃血综合征，且组织水肿不严重，一般可以在第一次随访后进行穿刺置管透析。

对于 AVF，在穿刺置管透析前，一般需要多次随访来评估其成熟程度。门诊超声检查可以为 AVF 是否成熟，以及不成熟的原因提供有价值的信息。

当 AVG 和 AVF 适合用来穿刺置管透析时，最好可以在患者血管通路的部位做好标记——对于推荐用于动脉出血和静脉回血的位置进行标记，患者更可以用自己的手机拍照记录以便透析护士查看，一份解释动脉和静脉（AVG 中的动脉、静脉和移植物）怎样连接的备忘录可以帮助护士更好地了解透析通路。

在血管透析可以成功穿刺后，2 ～ 3 周应再次随访患者评估穿刺置管的成功率及有无困难。

如果在第一次术后随访时存在持续的组织肿胀，较轻时可以使用低压绷带（如 Tubigrip），如果存在中至重度的持续肿胀，应检查有无中心静脉梗阻，严重的肢体肿胀非常危险，可能导致伤口裂开和蜂窝织炎。

如果 AVF 建立 6 ～ 8 周后仍未成熟，建议进行检查[6]，简单的超声检查可以评估 AVF 吻合口的情况、瘘的直径及瘘距离皮肤的距离，这些可以帮助医师寻找潜在的导致成熟不良的原因。对于提前建立的 AVF，观察期可以延长。急性终末期肾病患者且已应用中心静脉置管时，AVF 建立后 8 ~ 12 周如果还没有成熟则应及时进行干预。血管通路成熟不良的处理策略将在第七章讨论。

有时，AVF 和 AVG 穿刺困难是由于临床医师和透析护士之间对血管通路的情况缺乏沟通，此外，瘘或者移植物不均一的尺寸、深度和扭曲也可导致穿刺困难。临床医师在有或无超声引导下标记出适合穿刺的部位将使穿刺变得更容易，直接及充分的交流，或者利用笔记、图片在很多情况下都非常有帮助。在某些情况下，需要额外的介入或手术措施来成就穿刺过程。

图 5-2 总结了血管通路建立后的随访及评估是否成熟及是否适合穿刺的流程。

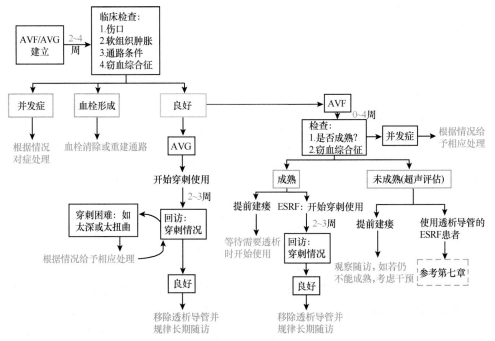

图 5-2　血管通路建立后随访和评估成熟程度的流程图

二、长期血管通路观察和监测

虽然对于超声检测血管通路的成本效益比仍有争议 [7, 8]，不过临床表现、透析参数及流量监测都可让医师及早识别血管通路失功，对远期维持血管通路通常非常有意义 [9]。

三、血管通路失败的类型

（1）流出道静脉狭窄或中心静脉阻塞导致流出道梗阻。

（2）动脉吻合口狭窄或流入道动脉狭窄导致流入道流量不足。

（3）瘘或者移植物内狭窄：多与手术或者穿刺损伤有关。

（4）以上因素的组合。

（5）其他并发症：包括感染、假性动脉瘤、皮肤糜烂、出血等（见第十三章）。

基本的评估方法包括临床症状、透析参数和流量监测，把多种来源的数据综合起来分析时结果会更准确。

四、临床评估

1. 瘘的外观　检查血管通路表面皮肤的情况非常重要，有些患者对透析时使用的消毒剂（图 5-3）或胶带过敏，从而出现皮疹、皮肤状况差可能导致瘘或者移植物感染。当瘘穿刺置管困难时，可能出现周围血肿形成（皮下组织淤伤或变硬）（图 5-4），此时应在未来几周避免在该区域内继续穿刺以防对血管通路造成不可逆的损伤。长期对同一部位反复穿刺可能导致动脉瘤样（图 5-5）或假性动脉瘤样改变，动脉瘤区域可能出现皮肤侵蚀，最终形成溃疡，皮肤溃疡则能导致血管通路的感染及急性出血。曾有报道，在消瘦且肱动脉明显的患者，无意间穿刺到肱动脉从而导致假性动脉瘤形成，此时应避免再次穿刺该区域，按情况可进行腔内或者手术修复。有时穿刺点止血困难往往预示着存在静脉流出道梗阻及静脉高压。

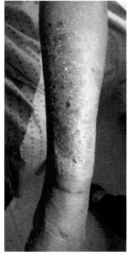 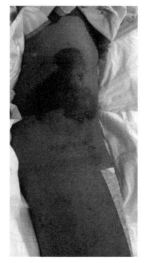

图 5-3　患者左前臂对穿刺时使用的消毒剂过敏　　图 5-4　左侧肱动脉－头静脉 AVF 周围淤血和血肿形成

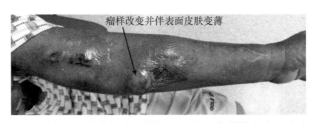

瘤样改变并伴表面皮肤变薄

图 5-5 区域穿刺导致瘘静脉瘤样扩张形成，瘤样扩张表面皮肤变薄

2. AVF 或 AVG 的震颤 在动静脉吻合口或者近端 AVF 走行区域可以触及明显的震颤，在 AVG 的动脉端吻合口和流出道静脉通常也可触及震颤。移植物表面，尤其是带支撑环的移植物表面震颤往往不明显，用听诊器听诊杂音可以帮助确定带支撑环的移植物，较深的或者周围有水肿、血肿的 AVF 内有无血流。AVF 或 AVG 震颤减弱或消失预示血液流入减少，如果触及 AVF 的搏动，往往是由于通路下游（流出道静脉或者中心静脉）存在狭窄或闭塞。由于 AVG 的管壁更厚，顺应性低，因此这些表现在 AVG 往往比较轻微。

3. 瘘的静脉端或者移植物 - 静脉吻合口局部硬化 这种情况预示瘘的硬化位置或者移植物 - 静脉吻合口附近存在狭窄，AVF 吻合口区域、吻合口旁及穿刺点部位的狭窄并不少见，而对于 AVG，狭窄位置多位于静脉 - 移植物吻合口及流出道静脉附近。

4. 透析通路所在肢体肿胀 如果整个上肢都出现肿胀，多由于中心静脉梗阻。存在中心静脉梗阻的患者，往往也有面部肿胀及胸部或肩部的锁骨下静脉扩张。如果血管通路连接到深静脉则可导致深静脉狭窄（如肱动脉 - 腋静脉 AVG、前臂环形肱动脉 - 肱静脉 AVG）。偶尔可能与上肢急性深静脉血栓形成有关。如果肿胀只局限在 AVG 和 AVF 附近，应注意排除蜂窝织炎和轻度感染。

5. 尽管窃血综合征大多出现在术后早期，但是晚期出现的窃血综合征也并不少见，多由于流出道静脉逐渐扩张或肢体动脉闭塞性疾病的逐渐发展。在随访评估中，临床医师须特别留意有无窃血综合征的症状和体征，临床表现包括手部疼痛、皮温降低、麻木、无力及同侧手部或者手指的局部坏疽。评估手部和手指血供的检查方法为触摸桡动脉和尺动脉的搏动，以及使用脉搏氧饱和度仪测量指尖氧饱和度。

五、透析参数检测（表 5-1，图 5-6）和血管通路流量检测

表 5-1 Qa 和 Qb 比较

	Qa	Qb
测量方法	需要专业设备	透析机的一个参数
形式	监测	记录

续表

	Qa	Qb
可用性	部分透析中心提供	所有透析中心均有
反映血管通路失功的敏感性	实际值较低（＜600ml/min）或者下降趋势明显	在血流量明显下降之前，Qb 可能不受影响；预测狭窄的敏感性较差
不足	在流出道梗阻的早期不会明显下降，在狭窄严重时才会下降；机器校正不良或者测量时机不对，结果可能不准；随心排血量及血压的波动而变化	当主要为静脉流出道梗阻时可能不会下降，只有当静脉阻塞非常严重时，才会出现异常

1. 血流量：Qa 和 Qb

（1）Qa，血管通路血流量，通过血液透析回路的血流量，是检测血液透析通路的重要指标。有多种测量血管通路血流量的方法（如生理盐水团注稀释超声流速测量法、热稀释、针头翻转等），此处不详细阐述。有功能的血管通路的血流量通常为 600 ～ 2000ml/min，实际流量和变化趋势都反映了通路的表现，在 NKF KDOQI 指南中，当 Qa ＜ 600ml/min 或在 4 个月内下降超过 25% 时应建议患者进行血管通路造影。在新加坡，我们也见过一些瘦小的患者血管通路血流量为 500 ～ 600ml/min 也可以维持长期的有效透析。临床医师应综合患者临床表现、透析参数及血流量来决定是否应采取干预或治疗措施。

注意：为得到更可靠的数据，应在透析开始的最初 1.5 小时内就进行通路血流量的测量，测量的准确性可能受机器校准不良、心排血量及血压的波动影响。

（2）Qb，血流速度，是透析泵控制的血流速度。具体值一般波动在 200 ～ 350ml/min，这是透析机器设定透析回路的最小血流速度，当血管通路失功，在既定的 Qb 值，可能会引起过低动脉压或过高静脉压导致机器报警。

2. 动脉压和回吸作用　当流入道存在狭窄时，会发生回吸现象，此时动脉血压会非常低，通常在正常 Qb 值动脉压常小于 -140mmHg。动脉压可由于进针角度、动脉针方向和位置不同和针头成角等因素而变化。

3. 静脉压（VP）　是血压从透析机返回患者静脉系统时的阻力，可以测量静态或动态的静脉压，通常动态静脉压更容易获取，因为透析机可以自动记录这一参数，在透析开始时（Qb 设定为 200ml/min）测量的动态静脉压值更可靠。考虑存在静脉流出道梗阻的静脉压阈值，因机器、管路和针头直径大小的不同而有差别，为了方便，通常把 150mmHg 作为阈值。静脉压的变化趋势也非常重要，静脉压逐渐增加或者持续＞ 150mmHg 通常预示着存在流出道或者中心静脉梗阻（图 5-7）。但是，当血管通路扭曲、针尖与血管壁或者移植物壁靠得太近或者穿刺部位周围有大血肿时，可能会出现假阳性结果。

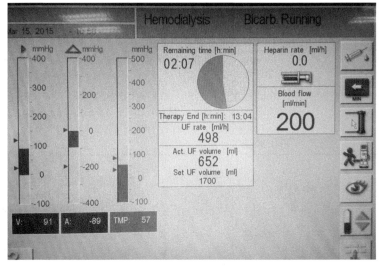

图 5-6　透析机面板显示的透析参数

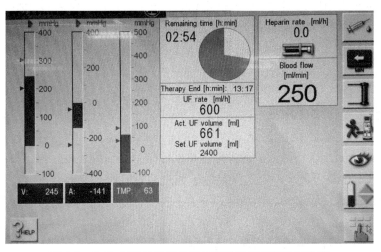

图 5-7　失功 AVF 的透析参数显示动脉压和静脉压升高

4. 再循环率　可以通过通路血流测定仪测量。再循环率增加常常预示流出道梗阻，通常阈值为 20%。

　　所有的透析中心都可以进行透析参数监测，只要工作人员正确地记录这些参数，医师即可轻易地运用这些数据来评估血管通路。测量通路血流量的机器并不是所有的透析中心都有，有此机器的中心应至少每月测量一次通路血流量。在新加坡，透析中心会为患者提供 Qb、VA 和 VP 等数据的透析记录表或者通路的 Qa 值。

六、超 声 监 测

KDOQI（2006）推荐对 AVF 和 AVG 进行超声监测[9]。但是，超声监测一般花费较大且在一些中心不能进行，患者必须花费额外的时间到医院或者门诊进行超声监测。对于曾出现过狭窄或血栓、非常珍贵的血管通路，或者既往血管通路经常出现狭窄等的患者，可以建议进行超声监测。Malik 等[10] 的研究显示，临床症状和透析参数对诊断通路的特异度非常高，但是敏感性可低至 35.8%。当临床症状及透析参数监测显示可能存在通路失功时，超声检查确定诊断并不是必要的，它会延误失功血管通路的挽救时机并且增加费用。超声监测的目标是筛选出无明显临床症状的狭窄以便早期干预，避免急性血栓形成。尽管随机对照研究的结果并不一致，许多医师相信超声监测在延长有狭窄高危因素的通路寿命方面有一定价值，至少可以减少因急性血栓而导致的住院[11]。然而，医保政策和透析患者的经济来源依然是决定超声监测能否施行的关键因素。

血管通路的超声研究提供了通路的解剖和血流信息，超声可以发现导致血流动力学明显改变的狭窄（测量狭窄近端和远端的流速比值及直径减少程度）、测量血管通路的血流量（通常测量流入道动脉的血流量）、发现引起通路被压迫的因素（如血肿压迫），同时可以发现其他结构方面的改变，如假性动脉瘤、血栓、夹层等。对于超声测量血流速度诊断狭窄的阈值，既往的研究[12]发现，超声测量狭窄动脉的速度比值（图 5-8）和造影显示的血管狭窄百分比之间有很好的一致性。但是，有些学者认为使用动脉疾病中血流速比值（＞2代表＞50% 的狭窄）的标准可能高估了血管通路的狭窄。

七、简单定点超声检查

笔者发现，门诊对血管通路进行快速的定点超声检查可筛查发现异常，可以简化对失功通路进行干预或者手术治疗的决策过程。尽管检查可能并不是非常准确，但很多时候较易发现通路的狭窄部位、血肿、血栓及假性动脉瘤。

如果临床表现、透析参数、流量监测及超声结果显示，流入道或流出道有问题，可推荐进行血管通路造影，下一章我们将讨论血管通路造影的入路，如果造影过程中发现明显病变，应同期处理。

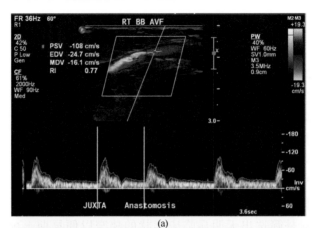

(a)

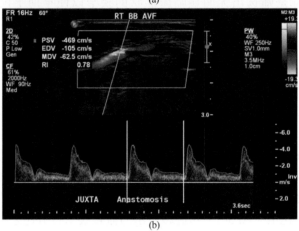

(b)

图 5-8　超声检查显示 BB AVF 近吻合口重度狭窄，与狭窄部位前（a）相比，狭窄部位（b）血流速度明显增加

参 考 文 献

1. Beathard GA, Arnold P, Jackson J, *et al.* Aggressive treatment of early fistula failure. *Kidney Int.* 2003; **64**: 1487–1494.

2. Lok CE, Michael Allon M, Moist L, *et al.* Risk equation determining unsuccessful cannulation events and failure to maturation in arteriovenous fistulas (REDUCE FTM I). *J Am Soc Nephrol.* 2006; **17**: 3204–3212.

3. Renaud CJ, Ho P, FRCS, Lee EJ, *et al.* Comparative outcomes of primary autogenous fistulas in elderly, multiethnic Asian hemodialysis patients. *J Vasc Surg.* 2012; **56**: 433–439.

4. Schild AF, Schuman ES, Noicely K, *et al.* Early cannulation prosthetic graft (Flixene™) for arteriovenous access. *J Vasc Access.* 2011; **12**(3): 248–252.

5. Aitken EL, Jackson AJ, Kingsmore DB. Early cannulation prosthetic graft (Acuseal™) for arteriovenous access: A useful option to provide a personal vascular access solution. *J Vasc Access.* 2014; **15**(6): 481–485.

6. National Kidney Foundation. Kidney disease outcomes quality initiative clinical practice guidelines for vascular access: 2006 updates — treatment of fistula complications. *Am J Kidney Dis.* 2006; 48: S234–242.

7. Robbin ML, Oser RF, Lee JY, *et al.* Randomized comparison of ultrasound surveillance and clinical monitoring on arteriovenous graft outcomes. *Kidney Int.* 2006; **69**(4): 730–735.

8. Malik J, Slavikova M, Svobodova J, *et al.* Regular ultrasonographic screening significantly prolongs patency of PTFE grafts. *Kidney Int.* 2005; **67**(4): 1554–1558.

9. KDOQI 2006 Updates Clinical Practice Guidelines and Recommendations. Clinical Practice Recommendations for Vascular Access. Clinical Practice Recommendations for Guideline 4: Detection of Access Dysfunction: Monitoring, Surveillance, and Diagnostic Testing.

10. Malik J, Slavikova M, Malikova H, *et al.* Many clinically silent access stenoses can be identified by ultrasonography. *J Nephrol.* 2002; **15**(6): 661–665.

11. Dossabhoy NR, Ram SJ, Nassar R, *et al.* Stenosis surveillance of hemodialysis grafts by duplex ultrasound reduces hospitalizations and cost of care. *Semin Dial.* 2005; **18**(6): 550–557.

12. Raju AV, May KK, Zaw MH, *et al.* Reliability of ultrasound duplex for detection of hemodynamically significant stenosis in hemodialysis Access. *Ann Vas Dis.* 2013; **6**(1): 57–61.

第六章

二氧化碳血管造影术：应用与注意事项

Kyung J. Cho
梁卫译

在 20 世纪 50 年代和 60 年代早期，二氧化碳（CO_2）曾被作为静脉内注射的对比剂，通过右侧心脏的显影，明确心包积液的诊断[1,2]。这种成像技术从动物和临床研究发展而来，表明 CO_2 的应用有很好的安全性及外周静脉注射的耐受性。随着 20 世纪 80 年代数字减影血管成像（DSA）的发展，CO_2 成为血管成像非常有实用价值的对比剂[3]。随着高分辨率 DSA、成像软件及安全可靠的气体传输系统的应用，CO_2 已经被广泛地应用于血管诊断与血管腔内操作。

这些临床应用的发展，显示了 CO_2 在血管成像中独特的益处。CO_2 有许多优势，它既无过敏性，又无肾脏毒性，除了横膈以上部位的动脉造影不能使用 CO_2 外，CO_2 可以应用于肾衰竭或者碘对比剂过敏的患者所有其他部位的动静脉造影。只要每次 CO_2 注射间隔 2～3 分钟，在诊断性造影及复杂的血管腔内治疗过程中，CO_2 没有总量的限制。最后，当碘对比剂中添加少量 CO_2 后，可减少碘对比剂对肾脏的毒性。本章讨论的是 CO_2 对比剂的原理、技术及实践操作，着重强调其在肾衰竭和透析患者中的应用。

一、独特的物理特性

充分了解 CO_2 的物理特性，以及不断提升导管造影和成像技术，是成功获得 CO_2 血管成像的基本要点。CO_2 是一种无色、无味，天然存在的气体，在大气中占 0.035%。它有浮力，可压缩，并且低黏度（为碘对比剂的 1/400 倍）。由于 CO_2 的低黏度性，允许诊断剂量的气体通过导管的末端孔（排除依赖猪尾导管使用的情况）、微导管、穿刺针（22～25G）、导管与导丝之间，以及支架输送装置鞘的侧孔。

当 CO_2 注入静脉后，它迅速溶解并形成碳酸，通过血流以碳酸盐和气泡形式进入肺动脉内，在肺部被清除。CO_2 的溶解度是 O_2 的 20 倍。这点也证明其可在 DSA 中使用的可行性。当左侧卧位时 5ml 的 CO_2 滞留在右心房中，30 秒内就将被分解。当 CO_2 气体在肺部流出道时，后续的气体会进入肝静脉或下腔静脉，这些气体将在 15 ～ 20 秒内被分解。

CO_2 为阴性对比剂，其相对分子质量为 44（氧和氮的相对分子质量分别为 32 和 28），因而对 DSA 对比分辨率要求相对更高。CO_2 在透视操作中是可见的，因此允许其试验性剂量注射以确定导管、球囊及支架的位置。外周静脉注射 CO_2 可以显示静脉，明确头静脉或贵要静脉，以利于 PICC 置管。当 CO_2 注入血管后，不会与血液混合，这样它就能作为一个冲洗剂（每两分钟注入 5 ～ 10ml）保持导管的通畅。

CO_2 的数字减影成像是通过阴性气体替代血管中血液而完成的。由于 CO_2 的浮力及可压缩性，导致显影时不能完全替代血管中的血液，所以主动脉的后侧分支不能完全显现（图 6-1）。此浮力的优势可以充分地显影前侧分支，包括内脏动脉和移植肾的动脉。当肾动脉起始于主动脉后外侧时，可以调整患者的体位使肾脏位于前方后，再注射 CO_2，这样可以得到更好的显影。

在注射过程中，CO_2 可以压缩在注射器或导管内，会在导管出口处膨胀（爆破性输送，explosive delivery）。注射诊断剂量前，先在导管内注入 5ml CO_2，可以减少气体的压缩和爆破性输送。

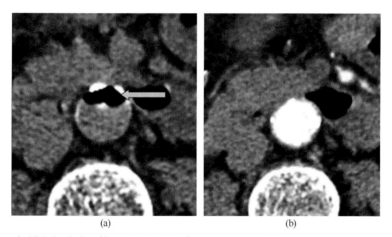

(a)　　　　　　　　　　　(b)

图 6-1　CT 扫描腹主动脉注射 CO_2（a），注射碘对比剂（b），可以在主动脉前方见到具有浮力性的 CO_2，而碘对比剂充满了整个管腔

二、CO_2 的特性

（1）内源性。

（2）不可见性（无色无味）。

（3）无肾脏毒性。

（4）无致敏性。

（5）在血液的溶解度是 O_2 的 20 倍。

（6）黏性是碘对比剂的 1/400。

（7）浮力性。

（8）可压缩性。

（9）与血液不相容。

（10）可有效被肺部清除。

（11）注射剂量没有上限。

（12）缩短检查时间。

（13）消除或减少对比剂的平均使用剂量。

三、CO_2 的输送方法

目前使用的 CO_2 输送装置包括手持式注射器、电脑控制注射器、塑料包系统[7,8]、加压注射系统、CO_2 控制及辅助系统。单纯使用注射器，当其内充满高压的 CO_2 时，随着快速地反复旋转开关，压力会迅速降低至大气压的水平。在注射前不要把这个装置打开放于操作台上。最好是在注射时才把装置充满 CO_2。一旦此装置打开，由于装置中与空气的压力不同，其中的 CO_2 会迅速被空气替代。每次注射都需再次充满 CO_2，所以这个装置使用并不方便。

由于塑料包系统（Angio Dynamics Queensbury，NY，US）不正确的使用会导致严重的并发症，所以已不再应用。可以从迈瑞通医疗公司（Merit Medical System，South Jordan，Uath，US）（图 6-2）获得类似的塑料包装置。当装置打开后，所有输送系统连接处都要检查是否密封。连续三次用 CO_2 填充和排空装置可清除装置内的空气，并最后填满 CO_2。当充满 CO_2 的塑料包连接输送系统后，开关必须关闭，一个 30 或 60ml 锁紧的注射器被连接到注射点。通过抽吸注射器来检查系统的密封开关是否存在漏气。输送装置用 CO_2 冲洗三次可排空其中的空气。

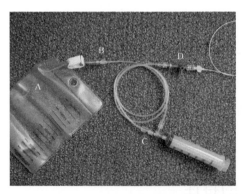

图 6-2 塑料包系统（Merit Medical Systems South Jordan, Inc.Uath, US）有许多流量阀门，不再需要繁复的手动操作。塑料包（A）含有 1200ml CO_2。当塑料包充满 CO_2 后与输送系统（B）连接后，流量阀门（C）可以通过三通开关（D）将 CO_2 从背包内输送至导管中

另一个最新的经过 FDA 认证的手提式 CO_2 输送系统为 CO_2 控制及造影辅助系统（PMDA，LLC，Ft.Mayer，FL，US）（图 6-3）。这个装置可以在低压中输送 CO_2 到任何容器，如塑料包、带锁扣的大注射器。造影辅助系统是一个独

特的开关装置，它能够控制 CO_2 的流量，以一个 60ml 的储存针筒和 30ml 的注射器将气体通过非膨胀性方式输送。

在静脉或动脉造影中，可直接通过气缸输送 CO_2，不需要气体的过滤。使用一个孔径 0.2μm 的滤器可以有效去除特殊的污物和细菌（直径 0.5～5.0μm）。在密歇根大学医院，每次 CO_2 输送都会使用一个新的过滤器进行气体过滤。笔者现在使用的是一个 FDA 认证的过滤器（Syringe Pharmassure 0.2 micorn w/ HT Tuffryn Membrance Pall Corporation #HP1002）（Ann Arbor，MI，US）。

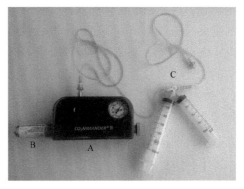

图 6-3 CO_2 控 制 系 统（PMDA，LLC，Ft.Mayer，FL，US）（A）是经 FDA 认证的手提式 CO_2 输送系统。它能够在低压下将 CO_2 输送到任何容器，如塑料包、标准的针筒。这个装置利用一个 25g 的弹夹填充医用标准的 CO_2（B）（美国药典标准），内含 10 000ml CO_2。造影辅助系统（C）的 K 阀门位于控制系统的管道与导管之间，可以控制气体进入 60ml 针筒、30ml 的针筒，然后再进入导管。30ml 针筒用于输送 CO_2 至导管中

四、CO_2 的注射与成像

目前的研究表明，注入 CO_2 的速度与剂量通常取决于血管的直径和长度。在大部分病例中，CO_2 注射时间为 1～2 秒。注射的剂量分别为下腔静脉与主动脉 30～40ml，肾动脉、髂动脉、股动脉 10～20ml。需要注意的是，在上肢瘘管造影或前臂动脉造影时，防止 CO_2 的反流可以避免潜在的神经系统并发症（脑栓塞）[4]。瘘管造影所需的 CO_2 速度应该小于 15ml/1.5s。当 CO_2 注入小直径的血管（如前臂动脉）或静脉流出道阻塞的动静脉内瘘时，会增加中心气体的反流。

数字减影系统的基本构成包括一个高功率的 X 线发射器、一个高质量的图像增强器、一个合适的视屏显像及计算机图像处理器（包括集成软件用以处理在 CO_2 注射中产生的气泡引起的一系列图像问题）。由于 CO_2 成像很容易被物体移动干扰，缩小遮光板获得的遮罩图像（mask images），以及更快速的成像（每秒4～6幅的快速曝光）对于后期图像处理是非常必要的。

五、CO_2 造影中患者的监测

目前，CO_2 造影过程包含一系列生命体征持续监测，包括氧饱和度、心率、血压、呼吸。在 CO_2 造影过程中，增加呼吸末 CO_2 的监测可以提高患者的安全性。由于 CO_2 描记图可以监测肺部的通气功能与血流动力学变化，其可以很好地监测气体污染及肺阻塞的情况。在造影过程中，尽量避免 CO_2 意外地进入胸

主动脉，可导致冠状动脉气体栓塞，或是诱发心动过缓或心律失常。在注射诊断剂量后，肺动脉压力会轻微上升，持续时间小于 5 分钟。如果不恰当地注入超量 CO_2 或空气会导致收缩压和呼吸末 CO_2 浓度降低，但最初氧饱和度可能只会有轻微的变化，必须提高警觉。当无法使用 CO_2 描记图监测患者时，在 CO_2 注射后 1 分钟就要开始监测血压。不恰当地注射大量 CO_2 后 1 分钟会发生最大的血流动力学变化。如果怀疑气体栓塞，患者应立刻保持左侧卧位和头低位，使气体进入右心房，并使血流恢复至被气体栓塞的部位。

生命体征的监测：

（1）血压（注射 CO_2 后 1 分钟开始）。

（2）心率。

（3）氧饱和度（指脉氧）。

（4）呼吸频率。

（5）呼吸末 CO_2 浓度（CO_2 描记图）。

六、CO_2 的优缺点及限制

CO_2 最重要的优点是没有肾脏毒性和致敏性，可用于肾功能不全或碘对比剂过敏患者的诊断及血管腔内操作。相较于碘对比剂成像，由于额外的成像效果，CO_2 反流能够清晰地呈现碘造影剂不能显示的中心静脉侧支丛图像。

作为对比剂使用的 CO_2，缺点与其独特的物理特性有关。CO_2 的输送需要特殊的传输装置以避免气体污染，同时由于 CO_2 气缸与导管之间直接连接还可能导致过量的气体传输。此外，CO_2 不能用于胸主动脉、冠状动脉及脑循环的造影，但没有严格限制其在血液透析通路造影的应用。

CO_2 成像潜在的退化与其阴性对比剂的特性有关。呼吸运动、蠕动或其他任何活动都可能弱化 CO_2 成像。如前所述，CO_2 的浮力导致无法完全填充主动脉，只能填充部分独立的管腔。肾动脉起始于注射部位的后方，故 CO_2 造影时无法被填充[5]。

在一氧化二氮（N_2O）全身麻醉情况下，使用 CO_2 造影需非常谨慎；因为组织中的氮能够与 CO_2 气泡混合导致气体膨胀。此外，存在慢阻肺与卵圆孔未闭的患者也需谨慎使用。虽然笔者在慢阻肺或存在反常性气体栓塞的患者中造影未发生严重的并发症，但是要务必小心。如果担心并发症发生，应在患者左侧卧位时每隔 3 ～ 5 分钟注入少量 CO_2。

七、CO_2 在肾衰竭或血液透析通路中的应用

当通路失功时，首先应采取物理检测的方法做评估，其次再使用超声以进一

步了解问题的细节。仅当超声检查无法获得透析通路流入和流出道的关键信息时，才使用诊断性造影术。在造影的同时，一并完成通路修复的介入操作。

透析通路失败的患者，通过瘘管与中心静脉的CO_2造影可以获得大量诊断信息[6]。CO_2的使用大量降低了碘对比剂的需求，同时也保护了残余的肾功能，避免为了减少过敏反应而使用激素。CO_2造影适用于门诊患者且无须特殊实验室检查。其无须或只需少量的镇静药物。对于透析通路失败的患者，CO_2造影适用于不同介入操作，包括动静脉狭窄的球囊扩张和（或）支架置入术、导管溶栓术及通路血栓的机械性去栓术。

八、上肢静脉造影术

超声检查是术前上肢动静脉描记的首选方法。但超声检查也有其局限性，它无法探及中心静脉或肥胖患者的近端静脉。肾功能不全的患者需要进行近端静脉或中心静脉的评估或重建时，由于造影剂相关的肾毒性导致增强 CT 无法应用；此外由于肾纤维化的风险，增强 MRA 也无法使用。因为 CO_2 独特的物理特性，在建立通路之前可以完整地评估整个上肢的动静脉系统，特别适用于只有残余肾功能或者对比剂过敏的患者（图 6-4）[9、10]。

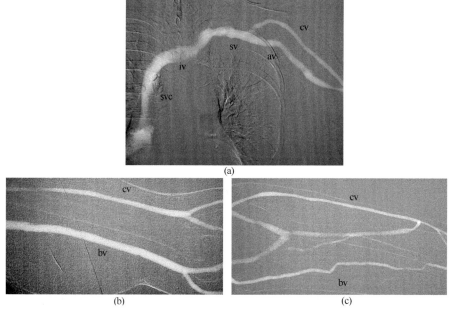

图 6-4　透析通路术前左上肢静脉造影术。CO_2 通过手背侧穿刺针注入。a. 中心静脉造影显示通畅的腋静脉、头静脉、锁骨下静脉及无名静脉和上腔静脉；b. 上肢静脉造影提示通畅的头静脉及贵要静脉；c. 前臂静脉造影提示通畅的头静脉和贵要静脉。av，腋静脉；cv，头静脉；sv，锁骨下静脉；iv，无名静脉；svc，上腔静脉；bv，贵要静脉

患者平卧于透视床上，上肢解剖位外展置于搁手板。注射 CO_2 的外周静脉通路部位须清晰可见。显影锁骨下静脉或无名静脉时，静脉通路可以是上肢或手的任何静脉。由于 CO_2 的低黏度，允许其通过 23G 的套管针注入任何静脉。因为 CO_2 会流经注射的静脉，通过手背或桡侧静脉注射，前臂头静脉会充满 CO_2。一旦头静脉充满 CO_2，会继续流经肘部静脉或贵要静脉，再流入上臂的腋静脉和锁骨下静脉。当腋静脉充盈不佳时，可使用止血带使之前的静脉更好地充盈（图 6-5）。为了整个上肢静脉的成像，需要连续多次的 CO_2 注射。每次注射需间隔 2 分钟以上，以便 CO_2 的吸收。

正确使用塑料包系统后，可以很好地避免气体污染，允许连续多次注射。与碘对比剂不同，CO_2 无意注入软组织也不会引起组织损伤。由于气体被压缩后膨胀，CO_2 注入外周细小静脉会引起疼痛。造影前局部使用 40 ～ 60mg 利多卡因，以及使用 CO_2 排空针筒有助于减轻疼痛。

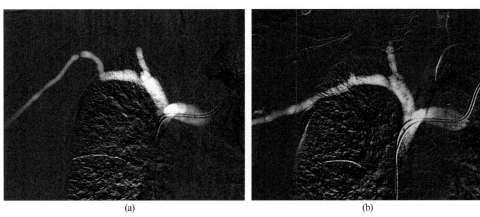

(a)　　　　　　　　　　　　　　(b)

图 6-5　右锁骨下静脉 CO_2 造影（使用或不使用止血带）。a. 通过外周静脉通路注入 CO_2 造影显示头静脉、锁骨下静脉、无名静脉充盈，腋静脉未充盈；b. 肘上使用止血带后，重复之前造影过程，由于头静脉被压迫使腋静脉充盈

九、内瘘造影

CO_2 可以作为失功内瘘及人工血管内瘘造影的对比剂。当内瘘发生狭窄或闭塞时，通过 CO_2 造影可以完成球囊扩张或支架置入术。CO_2 适用于肾功能不全、对比剂相关肾损害的高危患者（如失功的移植肾、瘘管失功、瘘管成熟不良）及碘对比剂过敏的患者。

透析人工血管和自体血管内瘘的 CO_2 造影的使用技巧与其他对比剂相似。不论自体内瘘或人工血管内瘘的类型和部位，穿刺入路均选择流出道静脉并朝向动脉吻合口方向。首先，15 ～ 20ml CO_2 注入流出道静脉后可以评估静脉吻合口及中心静脉。应调控气体的注入速度以避免其通过动脉吻合口反流后进入肱动脉。由于 CO_2 会反流至锁骨下动脉、脑循环，故不能直接注入肱动脉（图 6-6）。一

且 CO_2 进入脑循环、冠状动脉甚至肠系膜动脉循环，会导致严重的并发症[11-15]。

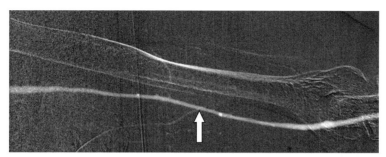

图6-6 51岁男性，移植肾失功、双上肢内瘘失败，图为术前的上肢动脉造影。穿刺肱动脉后，向远端肱动脉注入 CO_2 进行造影。注意气体反流至腋动脉。此时患者有一过性的头晕、心动过缓及低血压

为了评估桡动脉-头静脉自体动静脉内瘘，使用微穿刺技术将穿刺入路定位于肘下流出道静脉，并朝向动脉吻合口方向。超声引导下使用21G套管针穿刺静脉，接着用一0.018″ Torq-Flex 导丝进入动脉吻合口。然后再用3Fr扩张器顺着导丝置入，然后使用15～20ml CO_2 进行前臂、上肢及中心静脉造影。当存在狭窄时，用同轴导管套入导丝，并移除3Fr扩张器。用0.035″ Terumo 导丝进入近端桡动脉，置入6Fr鞘（5cm），球囊扩张前再用10～15ml CO_2 复查造影明确狭窄部位。在吻合口附近，使用15～20ml的气体可进行完整的静脉造影。

十、失功的自体内瘘与人工血管内瘘

经皮穿刺腔内治疗能有效地恢复失功内瘘的血流。对于失功内瘘或血栓性病变的内瘘，腔内治疗已大量替代外科手术重建。腔内治疗可以延长通路的通畅时间，并可以保留静脉系统为将来建瘘做准备，同样也能减少临时置管透析。

当根据临床或超声检查无法判断内瘘是血栓形成还是失功时，可选用血管造影评估。腔内治疗的指征：①评估内瘘早期失功或成熟不良；②流入道动脉及吻合口狭窄；③静脉流出道狭窄（图6-7，图6-8）；④中心静脉狭窄或闭塞（图6-9）；

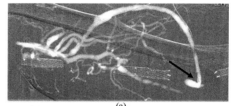

(a)

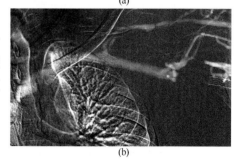

(b)

图6-7 人工血管内瘘失功伴碘对比剂过敏患者的 CO_2 内瘘造影。a.穿刺人工血管后造影，示人工血管部分通畅（狭窄）、肱动脉吻合口通畅、静脉吻合口狭窄。可见多个支架位于失败的贵要静脉-肱动脉自体内瘘中。b.中心静脉造影提示近端腋静脉闭塞，锁骨下静脉及无名静脉通畅

⑤内瘘血栓形成；⑥人工血管动脉瘤；⑦窃血造成的手部缺血。

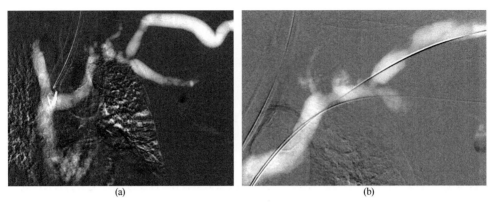

图6-8 77岁终末期肾病女性患者，左前臂头静脉-肱动脉自体动静脉内瘘，目前左上肢水肿。a. CO_2内瘘造影提示头静脉至腋静脉汇入点及锁骨下静脉狭窄；b.10mm球囊扩张交汇口及锁骨下静脉后复查造影提示狭窄明显改善

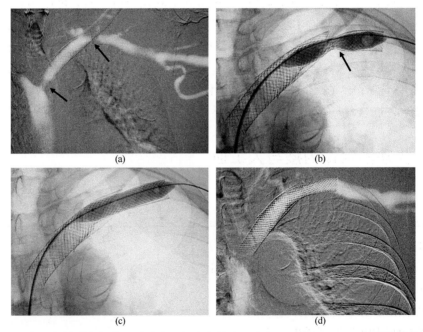

图6-9 患者无名静脉支架术后再狭窄，行球囊扩张+支架置入术。a. CO_2造影提示原支架近远端狭窄；b.置入一12mm直径的Wallstent支架，球囊扩张时在原有支架狭窄处可发现明显的"腰"；c.进一步加压扩张后，球囊完全打开；d.复查造影提示病变段完全扩张，球囊扩张近心端狭窄后效果良好

腔内治疗的穿刺点与诊断性内瘘及中心静脉造影一致。穿刺点的位置取决于

通过体格检查及超声评估的临床病变位置。当开通闭塞的中心静脉时，需要使用较大的球囊及支架，可选用股静脉穿刺入路。当对比剂用量较小时，CO_2 适用于任何腔内治疗。

当前臂襻式人工血管除栓时，使用 6Fr 鞘（5cm）从动脉段流入道进针朝向静脉吻合口（图 6-10）。5Fr Kumpe 导管（Cook，Inc.IN，USA）从静脉吻合口进入静脉流出道，然后通过 CO_2 造影来评估静脉流出道及中心静脉。小剂量的对比剂或 CO_2 注入血栓段的通路，避免使血栓进入动脉流入道。如果静脉吻合口存在狭窄，使用 6～7mm 直径的球囊扩张。为去除人工血管内的血栓，可以使用机械性溶栓吸栓，如 Trerotola PTD（Arrow International，Reading，Pennsylvania，US）、the Clear（Argon Medical Devices，Inc.Plano，TX，US）、Angiojet（Boston Scientific，Natick，MA，US）。另一个 6Fr 鞘（5cm）从静脉段流出道进针朝向动脉吻合口，形成十字交叉的形式。然后使用注射导管如 Unifuse 或 Speedlyser PRO Infusion System（AngioDynamics Queensbury，NY，US）取代原十字交叉的两个鞘，通过脉冲喷雾药物机械溶栓装置注入 rtPA 或尿激酶。当人工血管动脉段血栓充分碎片化后，使用 4Fr Forgarty 取栓导管（Edwards

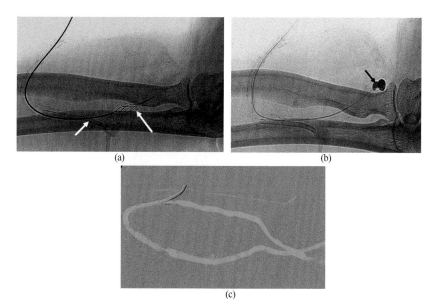

图 6-10　55 岁女性患者，碘对比剂过敏，CO_2 引导下行前臂襻式人工血管内瘘除栓。首先在人工血管动脉段穿刺并朝向静脉吻合口，把静脉吻合口扩张至 6mm，然后使用 Trerotola PTD 把血栓碎片化。a. 从静脉段的第二个穿刺点，再使用 Trerotola PTD 把人工血管动脉段内的血栓碎片化（长箭头）。第一个穿刺鞘位于人工血管动脉段（短箭头）。b. 使用 4Fr Forgarty 取栓导管（Edwards Lifesciences，Irvin，CA，US）从动脉吻合口取出血栓（箭头）。c. 复查造影提示人工血管血流通畅

Lifesciences，Irvin，CA，US）从动脉吻合口取出血栓。人工血管血流恢复后再行CO_2造影。从上肢静脉或股静脉穿刺后可开通和扩张狭窄或闭塞的中心静脉。如果球囊扩张后发生回缩或静脉穿孔可行支架置入。自膨式镍钛合金覆膜支架如FLARE支架（BARD Peripheral Vascular，Tampe，AZ，US）用于人工血管内瘘静脉吻合口狭窄，有很好的长期通畅率。此外，CO_2还用能于如经皮肝穿刺透析导管的指引。对于肾功能不全或存在对比剂相关肾损害的患者，CO_2是一个安全的对比剂，能用于下腔静脉造影，包括开通闭塞的下腔静脉、下腔静脉滤器的释放[16,17]。

　　CO_2造影同样可以用于引导中心静脉置管（图6-11）。

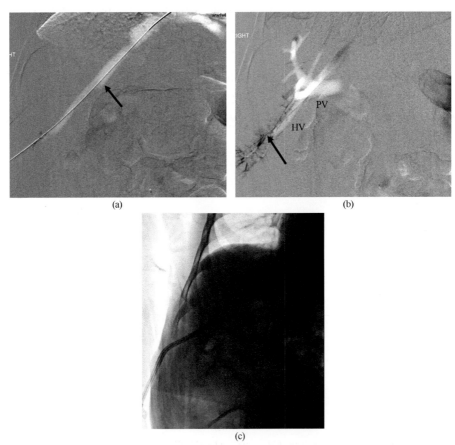

(a)　　　　　　　　　　　(b)

(c)

图6-11　15岁男性，患有Prune-Belly综合征，三次肾移植失败，上、下腔静脉闭塞。图为经皮肝穿刺透析导管置入。a. 22G穿刺针成功穿刺肝右静脉，5Fr CO_2造影提示肝右静脉通畅（箭头）；b. 经肝穿刺窦道造影可见一穿透的门静脉分支显影。（箭头）肝静脉与门静脉均显影。由于穿透的门静脉分支，所以决定使用原通路置入透析导管。c. 窦道扩张到10Fr后，随后置入一10Fr×19cm的小儿透析导管（Medical Components，Inc. Harleysville，PA，USA）。两周后使用15Fr长期透析导管替换原有导管。患者耐受了整个过程，并进行简单的透析

十一、潜在并发症与处理

CO_2 相关的并发症很少见，一般多与操作失误有关，包括气体污染或者注入其他气体引起的不良反应，无意地过量 CO_2 注入，上肢肱动脉注射引起的中心性反流导致的心律失常与神经系统症状 [18-20]。近端主动脉注射 CO_2 引起的头晕与呕吐是一过性的，且无须特殊治疗。从一侧至另一侧的体位改变可以帮助减轻疼痛。CO_2 肝穿刺可能引起穿孔，当存在右心衰或凝血功能障碍时，会导致出血不止。在建立通道过程中，优先拔出 CO_2 输送导管，以及避免导丝损伤外周肝静脉能够避免此类并发症的发生。患者首次注射 CO_2 后发生心动过缓或低血压时，下次注射前必须对输送装置进行检查，判断是否存在任何来源的空气污染。

十二、小　　结

CO_2 是一种安全有效的对比剂，适用于各种透析通路问题的诊断与腔内治疗，包括近端静脉至中心静脉的评估，静脉路径的描记，中心静脉的显影及失功透析通路的评估 [22]，还能用于导引透析导管的植入，用于自体或人工血管通路的狭窄、血栓的腔内治疗。此外，CO_2 无致敏性、无肾毒性、无肾脏纤维化的风险 [21]，对于有肾损害或碘对比剂过敏的患者是一个安全、有效、可供选择的对比剂 [22-27]。

参 考 文 献

1. Stauffer HM, Durant TM, Oppenheimer MJ. Gas embolism: roentgenologic considerations, including the experimental use of carbon dioxide as an intracardiac contrast material. *Radiology*. 1956; **66**: 686–692.
2. Scatliff JH, Kummer AJ, Janzen AH. The diagnosis of pericardial effusion with intracardiac carbon dioxide. *Radiology*. 1959; **73**: 871–883.
3. Hawkins IF. Carbon dioxide digital subtraction arteriography. *AJR*. 1982; **139**: 19–24.
4. Shifrin EG, Plich MB, Verstandig AG, Gomori M. Cerebral angiography with gaseous carbon dioxide CO_2. *J Cardiovasc Surg* (*Torino*). 1990; **31**: 603–606.
5. Hawkins IF Jr, Wilcox CS, Kerns SR, Sabatelli FW. CO2 digital angiography: a safer contrast agent for renal vascular imaging? *Am J Kidney Dis*. 1994; **24**(4): 685–694.
6. Ehrman KO, Taber TE, Gaylord GM, Brown PB, Hage JP. Comparison of diagnostic accuracy with carbon dioxide versus iodinated contrast material in the imaging of hemodialysis access fistulas. *J Vasc Interv Radiol*. 1994, **5**: 771–775.
7. Hawkins IF Jr., Caridi JG, Kerns SR. Plastic bag delivery system for hand injection of carbon dioxide. *AJR Am J Roentgenol*. 1995; **165**(6): 1487–1489.

8. Hawkins IF, Caridi JG, Klioze SD, Mladnich CRJ. Modified plastic bag system with o-ring fitting connection for carbon dioxide angiography. *AJR*. 2001; **176**: 229–232.

9. Sullivan KL, Bonn J, Shapiro MJ, Gardiner GA. Venography with carbon dioxide as a contrast agent. *Cardiov Interv Rad*. 1995; **18**: 141–145.

10. Hahn ST, Pfammatter T, Cho KJ. Carbon dioxide gas as a venous contrast agent to guide Upper-arm insertion of central venous catheters. *Cardiovasc Intervent Radiol*. 1995; **18**: 146–149.

11. Lambert CR, DeMarchena EJ, Bikkina M, *et al*. Intracoronary carbon dioxide on left ventricular function in swine. *Clin Cardiol*. 1996; **19**: 461–465.

12. Rundback JH, Shah PM, Wong J, *et al*. Livedo reticularis, rhabdomyolysis, massive intestinal infarction, and death after carbon dioxide arteriography. *J Vasc Surg*. 1997; **26**: 337–340.

13. Linstedt U, Link J, Grabener M, Kloess W. Effects of selective angiography of the carotid artery with carbon dioxide on electroencephalogram somatosensory evoked potentials and histo-pathologic findings. A pilot study in pigs. *Invest Radiol*. 1997; **32**: 507–510.

14. Caridi JG, Hawkins IF Jr. CO_2 digital subtraction angiography: potential complications and their prevention. *J Vasc Interv Radiol*. 1997; **8**: 383–391.

15. Dimakakos PB, Stefanopoulos T, Doufas AG, *et al*. The cerebral effects of carbon dioxide during digital subtraction angiography in the aortic arch and its branches in rabbits. *AJNR Am J Neuroradiol*. 1998; **19**: 261–266.

16. Boyd-Kranis R, Sullivan KL, Eschelman DJ, Bonn J, Gardiner GA. Accuracy and safety of carbon dioxide inferior vena cavography. *J Vasc Interv Radiol*. 1999; **10**(9): 1183–1189.

17. Waybill MM, Waybill PN. Contrast media-induced nephrotoxicity: Identification of patients at risk and algorithms for prevention. *J Vasc Interv Radiol*. 2001; **12**: 3–9.

18. Cho DR, Cho KJ, Hawkins IF Jr. Potential air contamination during CO_2 angiography using a hand-held syringe: Theoretical considerations and gas chromatography. *Cardiovasc Intervent Radiol*. 2006; **29**(4): 637–641.

19. Cho KJ, Hawkins IF. *Carbon Dioxide Angiography: Principles, Techniques, and Practices*. Informa Health Care, New York, London. 2007.

20. Criado E, Kabbani L, Cho K. Catheter-less angiography for endovascular aortic aneurysm repair: A new application of carbon dioxide as a contrast agent. *J Vasc Surg*. 2008; **48**(3): 527–534.

21. Perez-Rofrigues J, Lai S, ehst BF, Fine DM, Bluemke DA. Nephrogenic systemic fibrosis: incidence, associations, and effect of risk factor assessment report of 33 cases. *Radiology*. 2009; **250**: 371–377.

22. Kariya S, Tanigawa N, Kojima H, Komemushi A, *et al*. Efficacy of carbon dioxide for diagnosis and intervention in patients with failing hemodialysis access. *Acta Radio*. 2010; **51**: 994–1001.

23. Hawkins Ir, Cho, KJ, Caridi JG. Carbon dioxide in angiography to reduce the risk of contrast-induced nephropathy. *Radiol Clin N Am*. 2009; **47**: 813–825.

24. Heye S, Fourneau I, Maleux G, Claes K, Oyen KR. Preoperative mapping for hemodialysis access surgery with CO_2 venography of the upper limb. *Eur J Vascular Endovasc Surg*. 2010; **39**: 340–345.

25. Cho KJ, Hawkins IF Jr. Discontinuation of the plastic bag delivery system for carbon dioxide angiography will increase radiocontrast nephropathy and life-threatening complications. *AJR*. 2011; **197**: W940–W941.

26. Moos JM, Ham SW, Han SM, *et al*. Safety of carbon dioxide digital subtraction angiography. *Arch Surg*. 2011; **146**: 1428–1432.

27. Fujihara M, Kawasaki D, Shintani Y, *et al*. Endovascular therapy by CO_2 angiography to prevent contrast-induced nephropathy in patients with chronic kidney disease: A prospective multi-center trial of CO_2 angiography registry. *Catheter Cardiovasc Interv*. 2014 Nov 7. doi: 10.1002/ccd.25722.

第七章

辅助自体动静脉内瘘成熟的策略

Jackie P.Ho

刘杨东译

自体动静脉内瘘（AVF）的成熟是一个连续的过程。通常我们希望 AVF 在 8 ～ 12 周成熟。如果 AVF 在建立后 3 个月仍然不能用于穿刺透析，就认为这个 AVF 早期失功能[1]。血管外科学会（the Society forVascular Surgery）、美国血管外科协会（American Association of Vascular Surgery）、北美血管通路联盟（the North American Vascular Access Consortium）将这情况进一步定义[2]：

早期透析失败（early dialysis suitability failure）：虽然通过干预（介入或开放手术），截止到 AVF 建立后 3 个月仍然不能用于透析。

晚期透析失败（late dialysis suitability failure）：虽然通过干预（介入或开放手术），截止到 AVF 建立后 6 个月仍然不能用于透析。

内瘘成功用于透析（fistula used successfully for hemodialysis）：内瘘可以进行功能良好的透析。标准：透析时可以成功穿刺两针，达到透析所需的血流量或者成功清除有害成分。

在 AVF 建立后，应该鼓励所有患者进行功能锻炼促进 AVF 成熟。随访中发现 AVF 成熟较差时，临床医师要决定是否继续延长观察时间、是否需要手术或介入干预辅助成熟或废弃目前的内瘘建立一个新的内瘘。一般建议尝试保留并促进 AVF 成熟，因为每一个内瘘对肾衰竭患者都非常宝贵，而且 AVF 的远期通畅率优于 AVG。

尽管如此，因为每一位患者的医疗状况、临床情况、内瘘位置不尽相同，在保留 AVF 时，需要面对延长使用 TCC 的弊端和干预手段对内瘘损伤的风险，此时不得不权衡患者的获益和风险。

以下因素可以帮助决定是否进行干预辅助成熟，什么时间进行干预，以及怎样干预。

（1）通路需要的紧迫性：是提前计划建立的 AVF 吗，还是之前内瘘失败建立的二期 AVF 吗？是终末期肾衰竭患者并已经安置 TCC 的患者吗？对于前者可以有时间继续等待，但是对于后者，应该尽快采取措施避免 TCC 相关的并发症。

（2）通路未成熟的原因：AVF 不能成功穿刺归因于静脉瘘血管未能良好

扩张，或者扩张的管径达到要求但位置太深、太扭曲而穿刺困难？静脉瘘血管未能良好扩张的原因包括动脉纤细或者闭塞、吻合口或者近吻合口附近静脉狭窄、静脉整体条件差。不同原因需要不同的处理策略，有些原因很容易处理，有些却需要复杂的干预手段。

（3）患者的医疗情况和接受进一步干预的意愿：须注意患者预期寿命，尤其是可能需要反复手术干预的情况。如果促内瘘成熟手术需要局部麻醉或全身麻醉，麻醉方式对患者有哪些风险？更重要的是，患者是否愿意接受一次甚至多次介入或手术来促进内瘘成熟。

在随访中如果发现 AVF 成熟不良或穿刺困难，超声检查是至关重要的一部分。通路不能成功使用的原因可以分为三种类型，至少包括下列一项。

（1）瘘静脉扩张满意但是血管扭曲。

（2）瘘静脉未能成功扩张。

（3）瘘静脉扩张满意但皮下组织太厚。

一、瘘血管扭曲

瘘静脉扭曲并且深浅不一，不但导致穿刺困难，而且容易导致局部血肿，并进一步导致其他并发症。一旦血肿形成，需要时间吸收及休养瘘管。对于扭曲的内瘘，临床上常需要标记瘘血管的走行和合适的表浅位置以利于护士穿刺[3]。如果是在门诊透析的患者，应收入院进行最初数次的穿刺透析，这样后面的穿刺可以参考前面穿刺留下的痕迹。最初穿刺内瘘时，超声引导下穿刺可以帮助定位一个好的穿刺位置（图 7-1）。扣眼穿刺可以帮助形成一个持久不变的穿刺位置。利用图表和图片，与透析中心员工良好的交流，对随后的平稳过渡和返回社区透析起重要作用。

二、瘘静脉未成功扩张

瘘静脉未成功扩张可能的原因有吻合口狭窄、流入动脉纤细或闭塞、流出道静脉分支太多、吻合口附近的狭窄、流出道静脉管径纤细或弥漫性狭窄。超声检查可以明确大多数上述原因。临床上不难判断流出道某些大分支进行了大量的分流。此时分支处可以触及震颤，在压迫分支血管后主干静脉震颤较前增强，超声显示瘘静脉管径在分支位置之后变细。在局部麻醉下做一个小切口，在距离主干瘘静脉 1～2cm 的位置结扎分支血管，血流会回到主干瘘静脉。简单超声检查可以帮助发现沿 AVF 瘘血管走行明显的狭窄，但更准确的诊断需要多普勒超声检查。

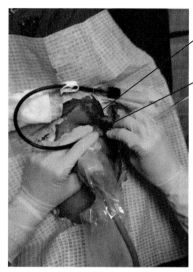

第一针已插入

因为瘘管扭曲第二针取斜角插入

图 7-1 一位肥胖患者建立了左侧桡动脉 - 头静脉 AVF，瘘血管的中段和远端均存在扭曲，透析时采用超声引导下穿刺。只有一小段瘘血管比较表浅，其他部分都深埋于皮下组织

对于没有造影剂使用禁忌的患者，通过血管造影可同时评估动脉流入道、动静脉吻合口和瘘静脉血管情况，这将为后续治疗提供非常有用的信息。多种腔内手段可以处理不同情况所致的内瘘成熟不良。

动静脉吻合口及其附近的血管狭窄是导致内瘘成熟不良最常见的原因。偶尔也会因为手术时钳夹血管导致动脉流入道狭窄引起成熟不良（图 7-2）。使用球囊扩张促成熟（balloon angioplasty maturation，BAM）可以解决该问题，有时需要用到高压球囊。处理吻合口处的球囊最小直径需要 4mm，对吻合口附近的狭窄使用的球囊取决于狭窄附近自体静脉的直径，通常是 4 ～ 6mm，有时可能需要反复治疗。

如果吻合口处的狭窄在使用高压球囊或切割球囊扩张后弹性回缩明显或在球囊扩张后 3 ～ 4 周仍然没有成熟的迹象（已明确除吻合口弹性回缩外并无其他原因导致内瘘成熟不良），笔者会考虑手术修复。

对长段的狭窄或内瘘管径广泛狭窄，渐进性地使用 BAM 是可以接受的，有时可能需要进行控制性静脉瘘管撕裂。相对直行的瘘管既可以当作动脉采血也可以作为静脉回血来穿刺。对于桡动脉 - 头静脉内瘘，可以用来穿刺的瘘管通常是前臂的头静脉和前臂正中静脉。对肱动脉 - 头静脉内瘘，可以用来穿刺的瘘管通常是远端或上臂中段的头静脉。BAM 既可以通过穿刺动脉顺行入路也可以通过穿刺瘘血管逆行入路[4]。如果静脉管径细，倾向于动脉入路。如果瘘静脉已经有一定程度的扩张，可以通过超声引导选择静脉入路[4]。球囊扩张既可以在超声引导下进行也可以通过 DSA 引导。通常倾向于选择长的球囊。BAM 可以每 2 ～ 3

周进行一次，每次球囊的直径增加 2mm。目标是前臂头静脉瘘血管至少达到 6 ～ 8mm，上臂瘘血管管径至少达到 8 ～ 10mm。

对顽固的狭窄，需要用到高压或切割球囊。一些中心采用控制性静脉瘘管撕裂的方法，其基本概念是控制瘘管流入血流后，通过球囊成形造成轻微的静脉撕裂。内瘘血管壁周围轻微的出血可以引起瘘的重塑和纤维化，形成一个可供穿刺的纤维瘘道。在球囊加压和排空过程中可以通过按压吻合口减少流入道的血流[4]。在松开吻合口的压迫前应用造影确保瘘管轻微撕裂处已全部被封闭。全身麻醉或手术区域局部麻醉可以减轻患者在高压扩张时的疼痛。

使用球囊扩张促进内瘘成熟的过程中，一些小的瘘静脉分支血管要么在扩张的过程中被损伤，要么因为流量竞争导致血管萎缩，这类分支血管的血流都会回到瘘静脉主干。

采用这种积极的腔内治疗策略，专业的中心报道了很高的促成熟率（大于 90%）[4,5]，且并发症（瘘血管或者吻合口破裂）很低。要留意对于这种通过腔内手段来促成熟的内瘘来说，常常需要反复干预来维持其长期通畅[6]。

此外，如果造影发现主要的分支血管较主干瘘血管流量大，可以通过结扎或弹簧圈栓塞分支血管从而使血流回到主干瘘血管。

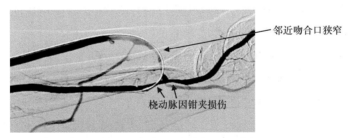

图 7-2　吻合口及桡动脉的狭窄可能是术中钳夹所致，成熟不良的肱动脉 - 头静脉 AVF 也有吻合口旁狭窄

三、瘘静脉位置过深

瘘静脉位置过深时，需要明确瘘血管全程都较深还是只有部分区域较深。如果只有部分较深，表浅的部分勉强够穿刺两针，两根针的方向都指向瘘静脉回流方向，这样可以在相对较短的区域穿刺两针进行透析（图 7-3）。

有两种常用的方法处理成熟的瘘静脉全部或者大部分位置过深：①浅表化；②使用球囊促扩张成熟。具体选用哪一种手术方案需要依据瘘静脉的真实管径和皮下组织的厚度做决策。对于管径处于临界值（5 ～ 6mm）并且皮下组织只是稍微增厚（7 ～ 10mm）的瘘血管，使用球囊扩张促进内瘘成熟，不仅可以增加血管的管径，随着内瘘成熟，位置也会变表浅。Miller[4] 报道了利用球囊扩张的办法处理直径 6 ～ 8mm、距离皮肤表面大于 6mm 的瘘血管，手术成功率很高。尽管 6 个月的一期通畅率只有 17%，但 12 个月的累积通畅率达到了 72%。

对管径较好（大于 6mm）但位置较深（大于 10mm）的内瘘，浅表化瘘血管是更好的选择。实现浅表化的方法如下。

（1）脂肪切除术：数个横切口清除瘘血管表层的脂肪。

（2）沿瘘血管切开并将其直接提升浅表化。这种方法并不推荐，因为将来会在手术瘢痕上穿刺，同时切口裂开的风险也较高。

（3）转位：将瘘管与周围组织分离并转移到更浅的位置。

（4）超声引导下吸脂：超声引导下在皮下组织注射肿胀液，利用抽脂技术将瘘血管上的皮下组织抽出 [7]。

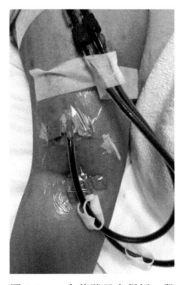

图 7-3　一个前臂只有很短一段可供穿刺的浅表瘘血管的肱动脉-头静脉 AVF，透析时动脉侧和静脉侧穿刺针均指向静脉流出道

浅表化潜在的并发症包括血肿和血清肿形成、内瘘损伤和伤口的问题。由于大多数需要浅表化的患者是重度肥胖者，全身麻醉也是一个潜在的风险。倾向于选择局部麻醉或者肿胀麻醉。

四、球囊促扩张成熟的负面影响和综合收益评估

血管腔内成形术促进内瘘成熟本身其实是一个充满矛盾的问题。球囊扩张本身可能会导致更多的内膜增生 [6]，但是不处理未成熟的内瘘，又可能导致 TCC 使用时间的延长或内瘘血栓形成彻底失功。血管腔内成形术辅助内瘘成熟不可避免地损伤血管内膜和平滑肌细胞，导致内膜增生。而且根据各种文献，通过这种方式来获得成熟的瘘血管往往需要经过多次反复操作。使用球囊扩张促成熟的内瘘往往也需要进一步的球囊扩张来维持二期通畅率。这些频繁的干预，也意味着无论对患者个体经济情况还是社会医疗资源都产生了额外的负担。而另一方面，如果通过这种方式获取成熟的 AVF，其长期收益却又明显高于 AVG 和 TCC。因此临床医师在评估是否对未成熟的内瘘做干预之前，应依据患者需要内瘘的紧迫性、内瘘的状况、患者合并的内科并发症、心理社会因素及预期寿命等综合信息做详细分析然后决定。

五、其他促进内瘘成熟的手段

非侵入的手段促进内瘘成熟也是可行的。一项小规模的研究对比了内瘘术后接受肢体功能锻炼的患者，显示内瘘成熟率增加，超声提示包括静脉直径、静脉厚度、血流速度都得到改善[8]。Lin 及团队在一项随机对照试验中每周两次使用红外线照射内瘘区域，结果显示在第 3 个月和 12 个月随访，红外线照射组有更高的生理和临床成熟率[9]。

病例 7-1

患者，男，38 岁。因肾小球肾炎导致慢性肾衰竭，6 周前在国外做左侧桡动脉头静脉自体内瘘。已经使用 TCC 透析 2 个月。因为尝试穿刺内瘘导致大血肿入院。查体发现头静脉震颤微弱。床旁超声确认是吻合口局部狭窄。头静脉的平均管径尚可（约 4.5mm）。

局部麻醉下使用 4Fr 血管鞘从左侧肱动脉入路造影（图 7-4 ～图 7-6）。

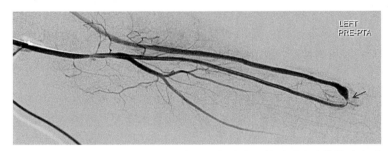

图 7-4 左侧肱动脉入路造影显示，吻合口局部狭窄，桡动脉和头静脉流出道通畅

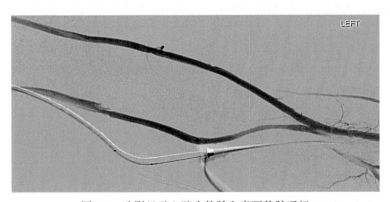

图 7-5 造影显示上臂头静脉和贵要静脉通畅

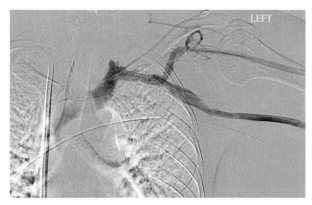

图 7-6 造影显示，中心静脉通畅，右颈内静脉中心静脉导管在位

使用 Advance LP18 4mm/40mm 球囊（Cook Medical Inc，Bloomingdale，USA）对桡动脉 - 头静脉吻合口处行球囊扩张（图 7-7）。术后内瘘震颤增强，术后 1 周开始穿刺内瘘并在 3 周后拔出颈部 TCC。

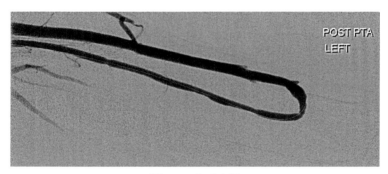

图 7-7 术后造影

病例 7-2

患者，72 岁。因糖尿病导致肾衰竭，6 个月前已使用右颈内静脉 TCC 行血液透析治疗，在行中心静脉置管时在外院同时建立了左侧桡动脉 - 头静脉内瘘。当试用瘘管做透析时发现动脉端流量不足，造影发现吻合口及其附近的血管狭窄（图 7-8）。

因为在球囊扩张术中患者疼痛剧烈，二次治疗在镇静和扩张区域注射局部麻醉药的情况下进行（图 7-9，图 7-10）。

吻合口及吻合口附近球囊扩张分别使用 Advance LP18 4mm 和 5mm 直径的球囊（Cook Medical Inc，Bloomingdale，USA）进行扩张，术后使用该内瘘维持透析。但是，1 个月后，动脉端流量不佳的情况再次出现，随后进行了外科手术翻修，在原内瘘近端重建了内瘘，术后可以立即使用该内瘘，术后 3 周拔除中心静脉导管。

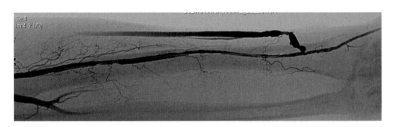

图 7-8 造影示，右桡动脉 - 头静脉内瘘吻合口及其附近血管狭窄

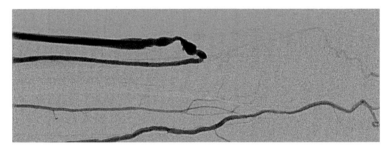

图 7-9 再次造影示与前述相同的狭窄部位

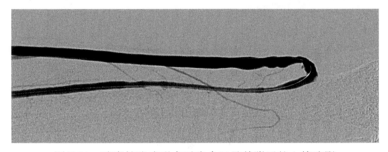

图 7-10 球囊扩张成形术后吻合口及其附近的血管造影

参 考 文 献

1. Beathard GA, Arnold P, Jackson J, *et al.* Aggressive treatment of early fistula failure. *Kidney Int.* 2003; 64: 1487–1494.

2. Lee T, Mokrzycki M, Moist L, *et al.* Standardized definitions for hemodialysis vascular access. *Semin Dial.* 2011; 24(5): 515–524.

3. WC Jennings, KE Taubman. Alternative autogenous arteriovenous hemodialysis access options. *Semin Vasc Surg.* 2011; 24: 72–81.

4. Miller GA, Goel N, Khariton A, *et al.* Aggressive approach to salvage non-maturing arteriovenous fistulae: a retrospective study with follow-up. *J Vasc Access.* 2009; 10: 183–191.

5. Chawla A, DiRaimo R, Panetta TF. Balloon angioplasty to facilitate autogenous arteriovenous access maturation: a new paradigm for upgrading small-caliber veins, improved function, and

surveillance. *Semin Vasc Surg*. 2011; 24: 82–88.

6. Chaudhury RR, Lee T, MD, Woodle B, *et al*. Balloon-assisted maturation (BAM) of the arterio-venous fistula: the good, the bad, and the ugly. *Semin Nephro*. 2012; 32(6): 558–563.

7. Causey MW, Quan R, Hamawy A, *et al*. Superficialization of arteriovenous fistulae employing minimally invasive liposuction. *J Vasc Surg*. 2010; 52: 1397–1400.

8. Salimi F, Majd Nassiri G, Moradi M, *et al*. Assessment of effects of upper extremity exercise with arm tourniquet on maturity of arteriovenous fistula in hemodialysis patients. *J Vasc Access*. 2013; 14: 239–244.

9. Lin CC, Yang WC, Chen MC, *et al*. Effect of far infrared therapy on arteriovenous fistula maturation: an open-label randomized controlled trial. *Am J Kidney Dis*. 2013; 62(2): 304–311.

附 录

针对 AVF 成熟不良的处理策略见附录图 7-1。

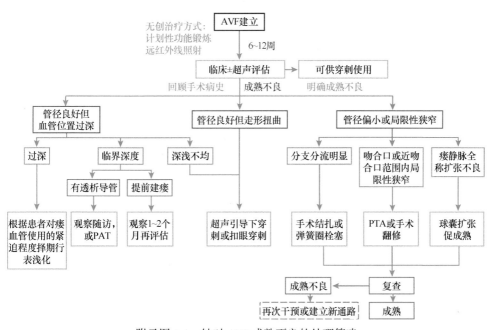

附录图 7-1 针对 AVF 成熟不良的处理策略

第八章

失功血液透析通路的腔内治疗

Jackie P. Ho
李海磊译

由于内膜增生或反复的穿刺创伤,血管通路全程都可能发生明显的血流动力学狭窄。而长期 TCC 置管或者仅同侧肢体建立内瘘,可导致中心静脉闭塞。

在血管通路发生明显血流动力学狭窄时处理要远远优于血栓发生后再处理。血管腔内治疗创伤小、手术风险低。因此,对于失功的动静脉瘘,腔内治疗通常是首选治疗。

腔内治疗失功动静瘘的基本原则如下。

(1)流入道,瘘管 / 人工血管和流出道(一直到上腔静脉)全程造影。

(2)用尽可能少的穿刺点治疗所有的病变。

腔内治疗失功血管通路的策略和途径很多。不同的医师可能会根据他们接受的训练、经验、患者特点、医疗设施和医疗服务构造情况,选择不同的治疗方法,这些方法并不一定有对错之分,但是在术前设计时需要考虑以下 6 个因素。

(一)病变位置

理解不同血管通路常见的狭窄部位,患者的临床特点和既往血管通路史,可以大致判断出狭窄的部位。

对于自体动静脉瘘,狭窄通常发生在动静脉吻合口和吻合口附近的区域。静脉瘘管也可以发生狭窄,尤其是穿刺密集区[1]。对于人工血管动静脉瘘,狭窄的部位通常是(几乎总是)静脉 - 人工血管吻合口[2],并可以延伸至静脉流出道。另一个多见的狭窄部位是人工血管内长期穿刺段。动脉 - 血管移植物吻合口狭窄很少见,即便有也很少成为唯一的狭窄部位。偶尔,在自体和人工血管动静脉瘘,动脉吻合口附近的动脉可能发生狭窄,极有可能是手术过程中钳夹损伤所致。既往有中心静脉置管的患者较易发生中心静脉狭窄或者闭塞,尤其是长期放置中心静脉导管者。但没有中心静脉置管的患者也可能发生,常在患者长期血管通路所在肢体同侧。

通常之前发现过和腔内治疗过的狭窄部位很有可能发生再狭窄[3,4]。以前的造影检查可以为目前的治疗计划提供有用的信息。

失功血管透析通路的临床特点包括震颤减弱、瘘静脉仅能触及搏动、查体触及硬的条索状物、上肢肿胀、肩部浅静脉扩张，这些都提示可能有血管通路的狭窄。然而，缺少这些临床表现并不能完全排除狭窄。即狭窄可以在没有明显临床症状和体征的情况下发生。透析参数也可以提供狭窄部位的信息。静脉压升高提示静脉流出道阻塞。狭窄部位通常在静脉回血部位的远端。血流量减少则可能由于流入道或流出道的原因（见第五章）。

（二）穿刺点和病变的距离

如果顺行或逆行插入鞘管将直接处理到狭窄部位，这样可令腔内治疗更容易。然而在所有的腔内治疗中，总需要在鞘管进入点（穿刺点）和狭窄部位之间留一段工作长度，来保证鞘管是位于正常血管内。在瘘管的介入治疗中通常使用 7cm 的短鞘（也有 4cm 的），它可以缩短穿刺点和病变之间预留的工作距离。

（三）血流方向

沿血流方向（顺行，血管通路的动脉侧或瘘吻合口动脉端）注射造影剂比逆血流方向（逆行，血管通路的静脉侧）注射造影剂更容易获得良好而清晰的血管造影。如果选择在静脉侧放置鞘管，需要在经鞘管注射造影剂同时减少流入和阻塞流出（通过手工按压或使用止血带），或者通过放置导管在动脉侧造影。在自体静脉瘘管，功能正常的静脉瓣膜可能会给导丝的逆行进入带来困难。

（四）穿刺点潜在的风险

动脉穿刺相关的出血、血栓、血肿形成和假性动脉瘤发生率较人工血管、瘘静脉或静脉穿刺高。动脉穿刺并发症的后果也较静脉瘘或人工血管严重。穿刺点并发症的风险也与鞘的大小（取决于治疗器材的类型，导丝系统，靶血管的大小）、抗凝药的使用、血管位置（股动脉的风险要高于肱动脉和桡动脉）、体型（肥胖患者血管深，风险高）、入路血管的大小、血管的质量（钙化血管风险高）有关。建议肱动脉穿刺仅限使用 4Fr 或 5Fr 的鞘。瘘或者静脉流出道穿刺鞘的限制相对宽松。穿刺瘘管或者静脉流出道可能会引发血管痉挛。由于鞘管导致的血管痉挛，可令医师无法正确评估该段静脉 / 瘘。笔者建议采用超声引导下穿刺和置入鞘。手术医师可以选择一段较理想的血管作为穿刺部位以降低穿刺失败的可能性。然而，超声引导下血管穿刺需要学习和实践，有一定的学习曲线。

（五）穿刺点的数量

如果穿刺点位于动脉侧，那么流入道、瘘 / 人工血管和流出道的病变都可以用一个穿刺点（鞘管）解决。如果采用静脉流出道逆行穿刺，那么只能处理流入

道和瘘 / 人工血管病变，中心静脉部分的流出道病变是无法处理的。类似的，如果采用瘘 / 人工血管靠近流入道顺行穿刺，只能解决瘘 / 人工血管和流出道病变，而无法处理流入道病变。治疗时最好使用最少数目的穿刺点，然而从患者的角度考虑，上肢 1 个还是 2 个穿刺点很可能没有大的区别。但如果额外在腹股沟区增加穿刺点，患者可能会在意。所以如计划采用腹股沟穿刺，最好事先与患者充分沟通。

（六）介入治疗前或介入治疗中超声的应用

根据医疗设施、专业人员情况和医师的习惯，腔内介入治疗前的详细超声血管通路评估有助于治疗前确定狭窄的部位。然而，治疗前超声检查势必会增加额外的医疗费用。目前，很多介入治疗中心、导管室和手术室都配置有便携的超声机器。介入手术前快速进行血管通路超声检查，会为手术医师选择穿刺点和路径提供有用的信息。需要注意的是，血流动力学显著狭窄的诊断标准是流速变化和直径减小。然而快速超声检查的准确性有限，并且超声检查并不能评估中心静脉。

例如，一个患者左肘部肱动脉 - 头静脉瘘，血流量由 1200ml/min 减少至 700ml/min。体检发现动静脉瘘成熟有震颤，但不是很强。血管穿刺点集中位于左上肢瘘管的两个区域。如前所述，自体动静脉瘘最常见的狭窄部位是动静脉吻合口、吻合口附近区域和瘘管穿刺点。中心静脉阻塞的可能性取决于有无 TCC 置管和导管的留置时间。

血管腔内治疗的路径有以下选择（图 8-1）。

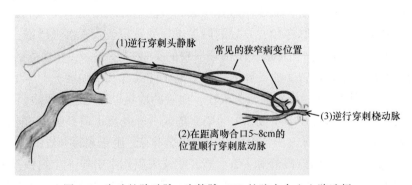

图 8-1　失功的肱动脉 - 头静脉 AVF 的腔内介入入路选择

（1）上臂头静脉逆行穿刺。由于血流的方向，鞘远端的动静脉吻合口、吻合口附近区域和头静脉瘘管造影需要按压流入道肱动脉 ± 头静脉鞘管近心端。术者亦可使用导管通过动静脉吻合口至动脉流入道进行造影。动静脉吻合口、吻合口周围和鞘管远端的头静脉狭窄病变可以直接经鞘管处理。头静脉流出道和中心静脉可以常规造影，但如发现病变则不能通过该鞘管处理。如果有中心静脉病变，需要另外通过瘘管顺行穿刺，插入血管鞘。如果头静脉瘘管有广泛的狭窄病变，累及长段的头静脉，该方法可能不可行。该方法的优点是术后相对易止血，可以直接处理动静脉吻合口和附近区域的病变。缺点是造影剂注射较困难，造影质量不佳，不能处理静脉流出道近端和中心静脉的病变。手术过程中术者距离造影机很近。

（2）肱动脉顺行穿刺。可以用一个穿刺点发现和处理动静脉瘘全程病变（包括动静脉吻合口至中心静脉）。容易获得高质量的造影。不需要按压流入道或瘘管以获得良好的造影图像。然而，上肢中段附近肱动脉不易穿刺，因为肱动脉肘窝段比较浅，但近心端段会处于较深软组织的深面。也是由于这个原因，穿刺点和动静脉吻合口之间的距离较短。鞘管可以进入肱动脉的长度有限。由于神经缘距离肱动脉很近，如果碰到神经组织，患者会感到严重刺痛。有下面几个方法可以解决该问题。

1）垫高肘关节使其处于过伸位。

2）超声引导下穿刺。

3）动脉周围注射局部麻醉药（不仅局限于皮下）。

4）用 20G 套管针或者微穿刺系统穿刺肱动脉，减少动脉夹层的风险。

5）使用短的（7cm）鞘管，通常只有一半长度插入肱动脉。

术后，需要止血并预防假性动脉瘤形成。笔者会观察以下 3 个指标以确保按压是有效的。

1）穿刺点附近没有出血。

2）穿刺点周围没有肿胀。

3）按压的手指可以触及肱动脉搏动。

肱动脉路径和瘘管逆行穿刺路径相同，缺点是手术者距离造影机很近。

（3）逆行桡动脉穿刺。优点是一个穿刺点可以解决肱动脉 - 头静脉瘘的全程病变。桡动脉浅表，术后容易按压止血。术者可远离造影机。缺点如下。

1）导丝进入头静脉瘘的角度困难，尤其是严重的动静脉吻合口狭窄时更加困难。

2）由于穿刺点和病变之间的距离，以及导丝需要过几个弯曲，导丝通过病变严重的头静脉和中心静脉病变（如完全闭塞的 CTO 病变）有很大挑战。

3）瘘管造影可能需要肱动脉或瘘管置管完成，使手术程序繁复。可以考虑的解决方式是使用较长的鞘。

以上各种路径都有优缺点。除了上述 3 种之外还有其他方法。临床医师应考虑患者的实际病情、血管通路情况、设备情况和个人经验，选择合适的方案（图 8-2）。

> **技巧**：用 20G 套管针穿刺，进入短的 0.025″ 导丝（短鞘系统里有），导入套管针，并连接三通接头。可通过这个 20G 的套管针血管造影，之后手术医师可以决定是否需要置入鞘管，以及鞘管的型号。

下文为另一个病例：一位 47 岁男性，患有糖尿病肾病和终末期肾病（ESRF），目前使用左前臂肱动脉 - 贵要静脉襻式人工血管透析（BB AVG）。最近几次透析过程中，其静脉压升高至 180mmHg。透析血流速度（Qb）正常，250ml/min。他所在的透析中心不能做透析通路血流量测定。人工血管搏动可以触及。

最常见的狭窄部位是静脉 - 人工血管吻合口和静脉流出道。其次是人工血管频繁穿刺部位狭窄。动脉 - 人工血管吻合口和中心静脉狭窄很少见。

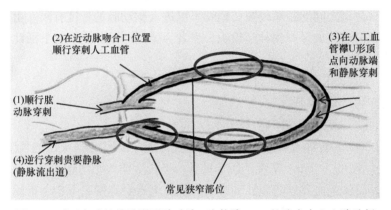

图 8-2　对于失功的前臂襻形肱动脉 - 头静脉 AVF 的腔内介入入路选择

（1）顺行肱动脉穿刺。用一个穿刺点就可以治疗所有可能的病变。但缺点是肱动脉穿刺存在各种并发症风险，血管鞘大小的限制，相对间接的路径处理静脉 - 人工血管吻合口和静脉流出道病变，尤其存在中心静脉闭塞时。

（2）近动脉吻合口处顺行穿刺人工血管。能处理人工血管、静脉 - 人工血管吻合口、静脉流出道全程病变。对于静脉流出道病变，该路径和肱动脉穿刺一样，并非直接的路径。穿刺和止血较肱动脉途径简单。然而，如果人工血管内狭窄位置距离动脉吻合口很近，可能会被遗漏。

（3）在人工血管转弯区域向静脉端（或动脉和静脉端）穿刺可以直接处理最常见的静脉 - 人工血管吻合口狭窄，以及动脉和静脉端人工血管内狭窄。处理中心静脉闭塞也更直接。人工血管转弯区的穿刺和止血较容易。由于透析时护士不会在人工血管转弯区域穿刺，该区域很少发生狭窄。笔者会使用 20G 静脉套管针穿刺人工血管转弯区域的动脉和静脉端，分别造影。是否需要置入鞘管和鞘管的大小根据造影情况决定。

（4）静脉流出道（贵要静脉）逆行穿刺。该方式止血简单，风险低。该途径可以处理流入道、人工血管内和静脉 - 人工血管吻合口病变，但不能处理穿刺点近心端静脉和中心静脉病变。注射造影剂时需要置入导管至人工血管动脉端，或者大力按压穿刺点近心端动脉流入道，显得比较烦琐。笔者不喜欢这一路径是因为静脉流出道是将来透析通路的重要构成部分，任何操作都可能导致后续发生狭窄。当人工血管内瘘彻底失功时，大小合适并且没有病变的贵要静脉可以用于二次动静脉瘘手术（一期肱动脉 - 贵要静脉瘘和转位）。

除了腔内治疗的路径和策略，还有其他的方面需要手术医师考虑以便制订最好的方案。

一、手术台上患者的体位

患者体位取决于手术床和造影机之间的相对位置和移动幅度。目标是使造影机覆盖流入道、瘘 / 人工血管和流出道（一直到上腔静脉）及穿刺点。计划采用较远的部位穿刺时（如中心静脉闭塞时同时股静脉和上肢瘘管穿刺），需要仔细检查造影机是否能覆盖。

二、导丝、导管和球囊

每个操作医师都有个人更喜欢的导丝。0.035″ 和 0.018″ 导丝是血液透析通路介入的基本工具。如何选择 0.035″ 和 0.018″ 系统与其使用的球囊有关。如果采用高压力球囊[5]，则使用 0.035″ 导丝。如果想使用较小的鞘管，可以考虑0.018″ 系统。处理较小或者病变的桡动脉和尺动脉以改善流入道或治疗窃血综合征时需使用 0.014″ 导丝。通常来说，血管穿刺点和病变之间的距离相对较短，因此，最好使用短导丝（150 ～ 190cm）、导管（如 65cm）和球囊（操作杆长40 ～ 90cm）。特殊情况下需要较远部位穿刺时除外。笔者通常用亲水带弯头的0.035″ 或者 0.018″ 导丝，更容易选择性地进入目标血管。

三、介入治疗过程中的抗凝治疗

终末期肾病患者通常合并血小板功能异常，且血管通路介入手术时间也常较周围动脉疾病短。因此血管通路介入治疗过程中，抗凝不是必需的。然而，在个别患者，血管非常细，既往存在严重动脉疾病，远端流出道不佳，或者手术时间延长的情况下，可能需要抗凝。

四、术后止血

最简单的穿刺点止血方法是手指按压。按压时间取决于穿刺部位、鞘的大小，以及是否使用抗凝剂。通常使用同样大小的血管鞘，ePTFE 人工血管和动脉的按压时间较静脉或瘘管长。血压高的患者止血更加困难。瘘管或者人工血管置入较大的血管鞘时（6Fr 或者 7Fr），可以采用穿刺点皮肤和部分皮下组织 8 字缝合（甚至简单缝合一针），然后再按压一段较短的时间。这样可以减少按压时间。注意不要缝到瘘管或者人工血管。需要清楚地告诉患者和血液透析室拆除缝线的时间。

五、止痛和镇静

动静脉吻合口、吻合口附近和静脉瘘管狭窄球囊扩张成型因通常需要较高的压力（＞ 10atm，比一般治疗周围动脉疾病更高），常引起患者明显疼痛症状。考虑到患者很可能需要重复的血管腔内治疗，止痛是很重要的一环。糟糕的经历可能使患者拒绝将来必要的治疗。条件许可的情况下，最好为患者使用区域阻滞麻醉（如臂丛神经阻滞）。然而，在很多医疗体制下缺乏这样的麻醉支持，也增加手术时间和费用。可以采用轻度镇静和经静脉注射止痛剂镇痛（笔者常使用咪达唑仑 1 ～ 2mg 和芬太尼 20 ～ 50mg 静脉推注，剂量取决于患者的年龄、心肺功能和体重），也会联合局部麻醉（1 ～ 3ml 1% 利多卡因瘘管周围皮下注射）。临床医师选择提供镇静和止痛需要介入治疗手术室或导管室有相应的资格、有负责监测心肺功能的人员和设备、拮抗药物及复苏设备。

六、医疗服务架构

此类腔内介入手术可以通过患者住院形式进行，也可以作为日间手术，取决于社会因素、医疗设施架构等。目前，越来越多的医院和专业化的中心更倾向于日间手术的方式。日间手术减少手术对患者日常生活的影响。还可以减少用于夜间监测和照顾患者的人力资源。然而，患者的安全是第一位的。为了确保安全和日间手术的花费 - 效益比，需要在以下方面改良医疗服务架构。

（1）患者选择：建立相关标准的指南，日间手术需排除极高风险和状况不稳定的患者（如经常发生高钾血症和心律失常、心绞痛的患者）。有心脏机械瓣膜置换手术史需要严格抗凝治疗的患者，也不适合日间手术。

（2）透析的时间安排：对于每周透析三次，液体和电解质平衡相对稳定的患者，腔内治疗可以安排在两个透析日之间进行。如果时间不允许，手术也可以安排在透析前或者透析后数小时。尤其需要注意患者血压、心率评估和电解质监测。每周透析两次的患者最好术前或者术后额外增加透析一次。如果手术很困难，使用大量的造影剂和液体，也需要透析室安排特殊的透析方案。

（3）术中的考虑：介入治疗时，避免股动脉穿刺，更多情况采用上肢穿刺。如果必须股动脉穿刺，血管闭合装置可帮助股动脉止血并要求患者早期下床活动，但会增加医疗费用。在患者返回日间病房前，所有穿刺点需要做到标准、严格地止血。手术过程中发生的任何特殊情况（如血管扩张过程中瘘管小的破裂，术中低血压）需要清晰和及时的记录，以便术后采取合适的监测和检查。

（4）术后观察：需要介入手术主刀医师或者参与治疗的助手执行。观察内容列表可以帮助该过程规范化。然而，患者或者手术有特殊情况需要额外的注意和观察（如镇静后患者嗜睡需要较长的监测时间，难处理病变长时间手术后观测液体负荷，若穿刺点出现血肿要观察肢体和动脉情况）。

病例 8-1

患者，女，78 岁。有糖尿病、高血压、缺血性心脏病、终末期肾病。使用左侧肱动脉 - 头静脉瘘透析三年。前一年没有随访。过去的几个月里，透析通路血流量由 800ml/min 逐渐下降到 350ml/min，肾内科医师建议患者来院进一步治疗。

体格检查发现上肢中段头静脉瘘管变硬。瘘上臂远端可触及搏动而不是震颤，上臂近心端未触及震颤。立即安排动静脉瘘造影和 PTA。

用 20G 套管针于上臂中段肱动脉超声引导下顺行穿刺，置入 5Fr 短鞘（7cm）。造影显示（图 8-3）近吻合口附近区域重度狭窄，上肢中段头静脉瘘管完全闭塞。

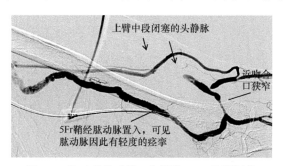

图 8-3　失功的肱动脉 - 头静脉 AVF 造影图像

用 0.035″ 超滑导丝（Terumo Medical Co. Somerset，NJ，US）配合 4Fr 65cm 直导管（Cordis Co. Fremont，CA，US），通过闭塞的头静脉，导丝头端刚好位于直导管开口处，两者像一个杆（图 8-4a），轻轻推进通过完全闭塞的头静脉瘘。

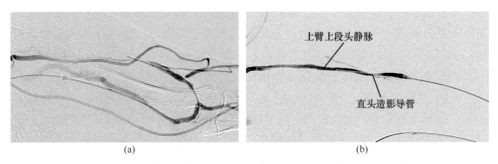

(a)　　　　　　　　　　　　　(b)

图 8-4　造影显示通过头静脉闭塞段

通过一定的距离后，撤出导丝。直导管返血良好意味着导管位于一段通畅的瘘管内。可以在该处造影评估近心端的静脉（图 8-4b）。中心静脉造影显示没有闭塞（不在此展示），之后导丝尖端进入中心静脉，分别用 6mm 和 5mm Mustang 球囊（Boston Scientific，MA，US）扩张闭塞的头静脉瘘狭窄及近吻合口附近头静脉。手术完成后造影如图 8-5。术后此肱动脉 - 头静脉瘘震颤恢复。

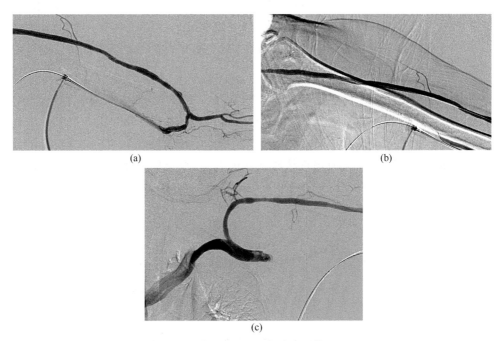

(a)　　　　　　　　　　　　　(b)

(c)

图 8-5　PTA 之后的造影图像

　　尽管造影显示病变严重，通过完全闭塞的瘘管可能并不困难。小心谨慎地尝试，会得到好效果。

病例 8-2

患者，女，60 岁。既往糖尿病、高血压、终末期肾病史，使用左侧肱动脉 - 头静脉瘘透析 6 年。左上肢可以看到扩张迂曲的头静脉走行。过去 2 个月透析时静脉压力增高至 170 ～ 200mmHg。没有瘘管血流量的相关数据。临床上，头静脉的扩张和弯曲表现为局部区域有瘤样改变。动静脉瘘可以触及强烈的搏动而非震颤。安排了动静脉瘘造影和 PTA。

由于动静脉瘘走行很弯曲且有明显搏动，选择头静脉瘘接近流入道的位置作为穿刺点，不做动脉穿刺。用 20G 套管针穿刺，造影如图 8-6 所示，再置入鞘治疗。

通过狭窄的头静脉和锁骨下静脉，分别用 Reef 球囊 6mm/40mm 和 8mm/40mm（Medtronic Inc. Minneapolis，MN，US）高压扩张（18 ～ 22atm）。再次造影可见残余狭窄，但管腔内径明显改善（图 8-7）。

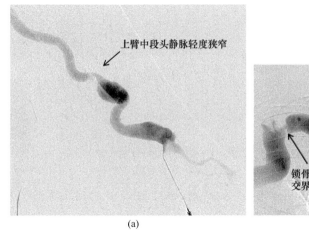
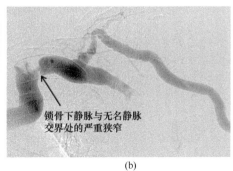

(a)　　　　　　　　　　　　　　　　(b)

图 8-6　左侧失功肱动脉 - 头静脉 AVF 造影图像

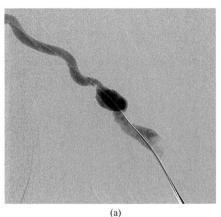
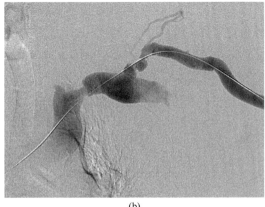

(a)　　　　　　　　　　　　　　　　(b)

图 8-7　使用高压球囊 PTA 后的内瘘造影图像

该动静脉瘘又使用了18个月，中间又做了一次球囊扩张（8个月后），最终闭塞。

> 如果预计会有很多弯曲，选择一个与靶病变更接近的部位穿刺。

病例 8-3

患者，男，69岁。既往有糖尿病、高血压、终末期肾病，2010年初开始使用左侧肱动脉-头静脉瘘透析。2011年3月因为出现近吻合口附近狭窄做了球囊成形术。之后没有随访。2012年4月因无法使用左侧肱动脉-头静脉瘘透析而住院。体检发现头静脉瘤样扩张部分仅有轻微震颤，遂急诊行动静脉瘘造影。

用20G套管针插入上臂远端的头静脉瘘（头静脉顺行穿刺），动静脉瘘造影显示头静脉段有血栓和狭窄，上肢中段头静脉完全闭塞（图8-8）。经同一个穿刺点置入5Fr血管鞘。经鞘管推注3000U肝素。

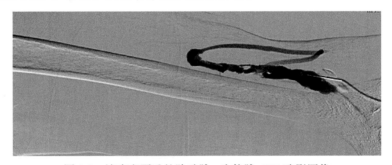

图8-8 该病变严重的肱动脉-头静脉 AVF 造影图像

用0.035″导丝（Terumo Medical Co. Somerset，NJ，US）成功通过闭塞的头静脉瘘（图8-9）。球囊扩张后管腔恢复满意，有一短段管腔回缩（图8-10）。在该处置入 Maris 支架7mm/40mm（Medtronic Inc. Minneapolis，MN，US）。支架置入后造影显示血流满意，管腔恢复良好（图8-11）。

前文已述，因患者曾经有吻合口附近狭窄，该部位很有可能再次发生狭窄，流入道造影证实此推测（图8-12）。通过上臂逆行头静脉穿刺来治疗吻合口附近病变。

球囊扩张近吻合口狭窄结果良好。使用 Cobra 导管（Cordis Co，Fremont，CA，US）至肱动脉做最后造影（图8-13）。

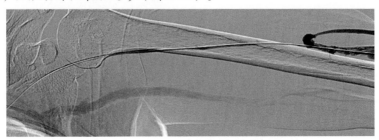

图8-9 造影显示导丝通过闭塞的头静脉段

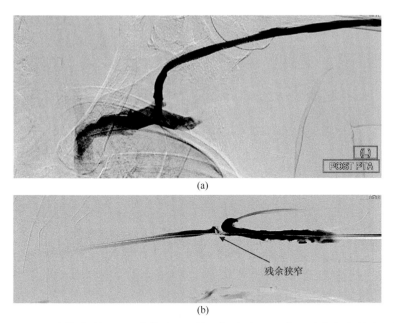

(a)

(b)

图 8-10　PTA 之后瘘静脉造影显示头静脉近心端通畅（a），而在上臂中段出现了一个短段的
弹性回缩（b）

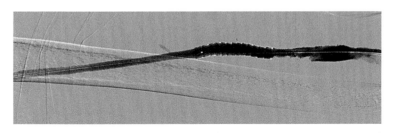

图 8-11　支架置入后的造影图像

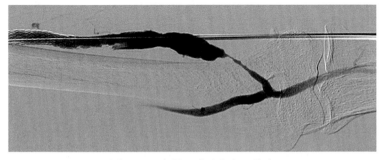

图 8-12　造影显示近吻合口狭窄

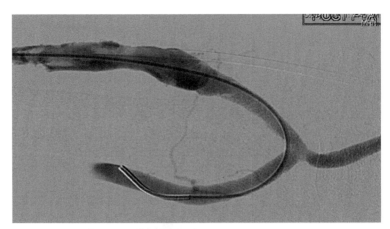

图 8-13　PTA 处理近吻合口狭窄病变后的造影图像

　　这次介入术后血液透析治疗恢复。患者 4 个月后又做了另一次介入治疗。该动静脉瘘又持续了 13 个月，最终闭塞。

> 　　顺行穿刺头静脉瘘可以直接治疗难治病变，如该病例中的长段闭塞。但需注意血管通路的全程评估很重要，以免遗漏任何明显的病变。

　　病例 8-4

　　患者，女，49 岁。既往有糖尿病、高血压、病理性肥胖，2008 年患终末期肾病。当时超声检查显示双上肢头静脉细。左肘部贵要静脉直径 2.8mm。患者不能接受上肢有长切口。2008 年行左前臂肱动脉 - 贵要静脉人工血管内瘘术（BB AVG）。直至 2014 年 1 月患者使用人工血管瘘（BB AVG）透析良好。血流量逐渐由 1000ml/min 减少到 700ml/min。静脉压也高至 180mmHg。体检可触及人工血管动静脉瘘搏动。安排了动静脉瘘造影。

　　先将 5Fr 鞘管插入人工血管弯曲处朝向动脉支造影。造影显示整个血管通路，发现动脉 - 人工血管吻合口和人工血管内（主要是静脉支）狭窄（图 8-14）。静脉 - 人工血管吻合口只有轻度狭窄。尽管看起来异常，但流出道贵要静脉似乎是通畅的。行动脉 - 人工血管吻合口球囊扩张（Wanda 5mm/40mm，Boston Scientific Co.MA，US），结果满意（图 8-15）。

　　另一个 5Fr 鞘管插入人工血管弯曲处，朝向静脉支。导丝进入人工血管静脉支来处理人工血管内狭窄。然而，导丝在肘关节贵要静脉处无法通过。

　　改变射线的造影角度到头 - 尾位，显示贵要静脉有短段闭塞（图 8-16）。用 0.035″ 导丝配合直导管通过闭塞段。球囊扩张后管腔再恢复良好（图 8-17）。

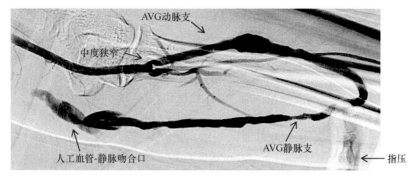

图 8-14 失功的左前臂肱动脉 - 贵要静脉 AVG 造影

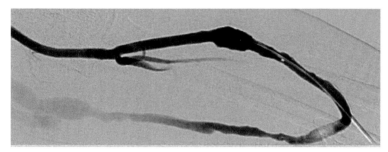

图 8-15 对动脉吻合口病变 PTA 处理后的 AVG 动脉支造影

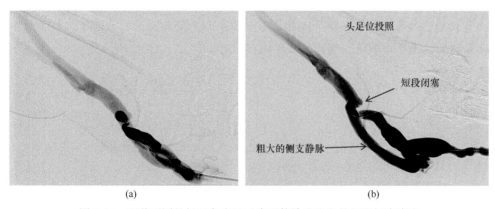

(a)   (b)

图 8-16 两种不同的投照角度显示贵要静脉流出段的短段闭塞病变

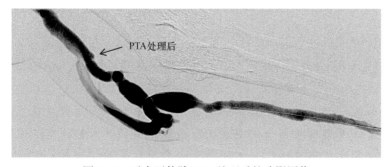

图 8-17 对贵要静脉 PTA 处理后的造影图像

患者这次介入手术后透析良好。静脉压降至120mmHg。人工血管动静脉瘘直到现在功能仍正常。

> 需要不同的造影角度来清晰显示血管的情况，尤其是弯曲的血管或血管吻合口处。

病例 8-5

患者，男，55岁，既往有糖尿病、高血压，长期吸烟史，终末期肾病，4年前开始用右侧肱动脉 - 头静脉瘘（BC AVF）血液透析。3年前出现肱动脉 - 头静脉瘘广泛性狭窄，如下造影图显示（图8-18组合图像）。

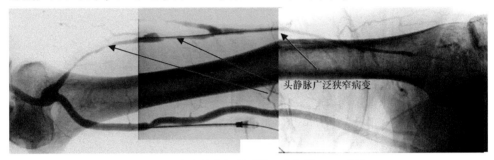

头静脉广泛狭窄病变

图 8-18 失功的右侧肱动脉 - 头静脉 AVF 造影

成功通过病变血管，做了球囊扩张血管成形（图8-19）。术后可以触及动静脉瘘震颤，患者继续使用该血管通路透析治疗。

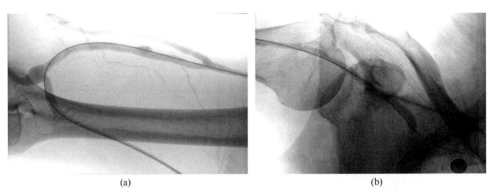

(a)　　　　　　　　　　　　　　　　　　(b)

图 8-19 PTA 治疗后的造影图

患者失访一年后因为透析时穿刺困难门诊就诊。前臂近心端头静脉比以前更加明显。只有肘关节区域有震颤，上臂未触及震颤。动静脉瘘造影显示上臂头静脉瘘管长段再闭塞（图8-20）。吻合口附近头静脉再发重度狭窄，头静脉在上臂分支位置之前另有一处重度狭窄，该分支明显增粗，血流通过其汇入深静脉。该分支发育良好，透析室护士一直用作静脉端穿刺。尝试开通闭塞的右上臂头静脉失败后，注意力转移到治疗近吻合口狭窄和其他分支附近的局限性重度狭窄。

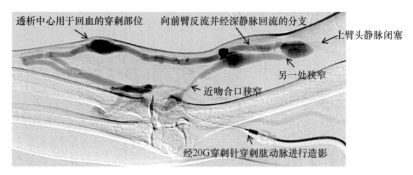

图 8-20 右侧肱动脉 - 头静脉 AVF 再次失功时的造影图像

球囊扩张后管腔恢复良好，血流量满意（图 8-21）。继续使用上臂远端头静脉做"动脉端"穿刺，前臂近端扩张的分支做"静脉端"穿刺。该动静脉瘘仍然有功能，但需要每隔 9 ~ 10 个月介入治疗以维持其通畅。由于通过粗大静脉分支到前臂深静脉的回流增加，他的前臂贵要静脉也逐渐扩大。目前计划尽可能持久地维持肱动脉 - 头静脉瘘通畅。如果有血栓形成，一期右上肢肱动脉 - 贵要静脉造瘘和转位作为后续血管通路。

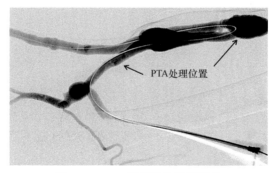

图 8-21 PTA 处理后的造影图像

> 人类机体的适应潜能经常是超乎我们想象的。临床医师应当观察肢体有关的血管情况和机体的代偿反应。顺应这些改变去计划治疗，这也是血液透析通路治疗的迷人之处。

病例 8-6

患者，男，65 岁，有糖尿病、高血压，多年前卒中导致左侧肢体乏力，4 年前患终末期肾病，其血管通路病史如下：

2010 年 1 月，经右侧颈内静脉中心静脉置管。

2010 年 4 月，左侧肱动脉 - 头静脉瘘手术。

2010 年 7 月，左侧肱动脉 - 头静脉瘘发育差，造影显示左上臂头静脉弥漫性狭窄。球囊扩张后造影结果满意。

2010 年 9 月，左上肢肱动脉 - 头静脉瘘再狭窄，不能发育成熟。左肘部贵要静脉仅 2.2mm。上臂中段贵要静脉直径适合操作（4mm）。但其左肩关节僵硬，活动度减小。在此期间，因导管血栓，更换了一次右侧颈内静脉中心静脉置管。

2010 年 10 月，左上臂肱动脉 - 上臂中段贵要静脉人工血管瘘建立。术后两周开始用于透析。然后拔出了中心静脉导管。

2010 年 11 月，患者因出现左上肢从手到上臂中段肿胀来门诊复诊。人工血管动静脉瘘可触及搏动。透析时静脉压 130 ～ 160mmHg。超声检查排除深静脉血栓，但显示静脉 - 人工血管吻合口狭窄。通过人工血管穿刺造影显示静脉 - 人工血管吻合口狭窄（图 8-22）。肱静脉有一段狭窄。

进一步静脉造影显示上臂近心端贵要静脉还有一处狭窄病变（图 8-23）。

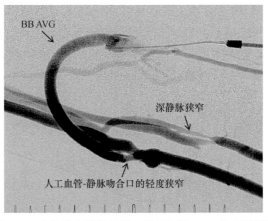

图 8-22　左前臂中段肱动脉 - 贵要静脉 AVG 的造影图像

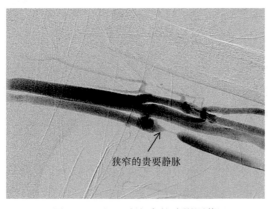

图 8-23　左上肢内瘘的造影图像

通过人工血管置入鞘管,行静脉-人工血管吻合口球囊扩张。但由于角度太大,导丝无法到达近心端贵要静脉。超声引导下经皮穿刺肘关节附近贵要静脉。然后球囊扩张处理贵要静脉近心端狭窄（图 8-24）。

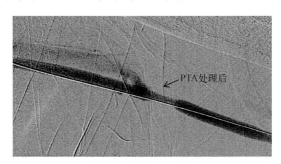

图 8-24　对近端贵要静脉 PTA 之后的造影图像

鉴于有上肢肿胀,需要检查深静脉系统。超声引导下肘窝肱静脉顺行穿刺作为第三个穿刺点插入血管鞘。发现上臂中段肱静脉多处狭窄（图 8-25）,导丝通过病变并球囊扩张（图 8-26）。

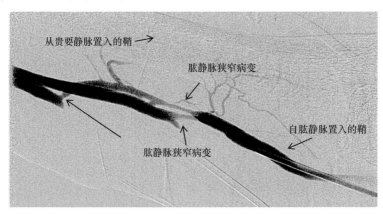

图 8-25　造影提示深静脉有多发狭窄

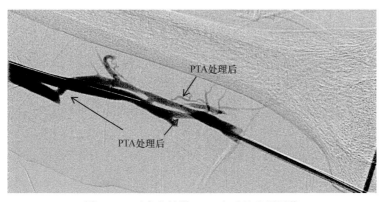

图 8-26　对病变静脉 PTA 之后的造影图像

术后，患者上肢肿胀改善。5个月后再次出现上肢肿胀，4个月后再次行血管成形治疗。

可能需要多点穿刺治疗不同的狭窄病变。超声有助于选择性地进行动脉和静脉穿刺。

参 考 文 献

1. Raju AV, May KK, Zaw MH, *et al*. Reliability of ultrasound Duplex for detection of hemodynamically significant stenosis in hemodialysis Access. *Ann Vasc Dis*. 2013, **6**(1): 57–61.
2. Akoh JA. Prosthetic arteriovenous grafts for hemodialysis. *J Vasc Access*. 2009; **10**: 137–147.
3. Bountouris I, Kristmundsson T, Dias N, *et al*. Is repeat PTA of a failing hemodialysis fistula durable? *Int J Vasc Med*. 2014; **2014**: 369687.
4. Tan TL, May KK, Ho P. Outcomes of endovascular intervention for salvage of failing haemodialysis access. *Ann Vasc Dis*. 2011; **4**(2): 87–92.
5. Aftab SA, Tay KH, Irani FG, *et al*. Randomized clinical trial of cutting balloon angioplasty versus high-pressure balloon angioplasty in hemodialysis arteriovenous fistula stenoses resistant to conventional balloon angioplasty. *J Vasc Interv Radiol*. 2014; **25**(2): 190–198.

第九章
腔内技术处理透析通路血栓形成

Po Jen Ko，Sung Yu Chu

刘杨东译

一、处理指征和时机

透析通路是规律透析患者的生命线，透析患者通常每周透析 3 次以维持其正常的机体功能。通路狭窄和血栓形成是血管外科医师日常工作中最常处理的两种通路并发症。一旦通路急性血栓形成，应该尽快采取措施恢复或重建一个功能良好的透析通路，方法包括挽救已血栓的内瘘或在其他部位建临时通路。

如果通路急性血栓形成，患者需要手术治疗。手术应该尽快进行，避免耽误下一次透析治疗。此外，早期行血栓清除术成功率更高，并且可以提高通路的中期通畅率[1]。文献证实，采用血管腔内技术，临床上挽救急性透析用人工血管血栓形成的成功率为 70% ～ 95%[2,3]，这个效果非常令人满意，至少与开放手术翻修效果相当[4]。挽救通路的目标是获得足够的血流量维持透析而不损害正常身体功能。

经皮腔内血管成形术挽救内瘘血栓形成主要包括两部分，清除血栓和处理潜在狭窄。血栓清除方法有药物溶栓（pharmaceutical thrombectomy）、机械血栓清除术（mechanical thrombectomy）、药物机械联合血栓清除术（pharmacomechanical thrombectomy，PMT）。

二、禁　忌　证

经皮腔内介入治疗常被认为是处理通路血栓最主要的方法。但是，对某些患者来说，如对造影剂有过敏史者，应选择开放手术清除血栓而不是介入手术。如必须使用腔内手段，对于有造影剂过敏史的患者，CO_2 作为对比剂是一个不错的选择。而且，如果潜在的病变只能通过开放手术修复（如人工血管假性动脉瘤、动脉瘤、流出道静脉长段的闭塞、通路有明显的感染等），开放手术优于腔内修复。

对于新建（术后小于 30 天）的人工血管或自体动静脉内瘘，通常不考虑介入手术，因为血管成形可能损伤不稳定的吻合口。人工血管动静脉内瘘的流出道静脉狭窄通常不会在早期发生（人工血管动静脉内瘘失功能的主要原因）。通路介入手术通常要仔细寻找新建的人工血管和自体动静脉内瘘失败的原因，由此设计合适的方案。早期即发生失功的患者手术效果较差[5]。

三、麻醉和辅助医疗措施

麻醉方式是必须认真考虑的，因为它和手术并发症明显相关。慢性肾衰竭患者身体非常脆弱，在围手术期全身并发症很常见。应慎重考虑麻醉药在手术干预时可能产生的不利影响。由于腔内介入治疗技术的发展，大多数挽救动静脉内瘘的手术都可以使用利多卡因浸润局部麻醉下进行，而无须使用全身麻醉，有时也需要静脉用药镇静。除非因为某些特殊原因需要使用全身麻醉或者静脉镇静麻醉，患者通常不必禁食。为了达到在清醒状态下镇静的目的，手术时可以使用芬太尼或咪达唑仑。术中使用心电监护，密切观察患者的指脉氧值、血压等。

术前不需要口服抗血小板药物。因为手术时间相对较短，无须术中全身肝素化。术中必须间断使用肝素生理盐水（0.2ml 肝素 +20ml 生理盐水）冲洗血管鞘保持鞘管无血栓形成。在经皮腔内血栓清除术中，通常需要使用溶栓药物，如尿激酶。溶栓药物被注射到人工血管动静脉内瘘的血栓内，帮助溶解血栓并行机械血栓清除。纯粹的药物溶栓现在已很少使用，因为如果不使用机械血栓清除手术时间会很长。围手术期可以不使用抗生素。事实上，手术相关的局部感染或者全身性感染十分罕见，不必预防性抗感染。

四、术前准备

在术前明确诊断是必要的。无论是 AVG 还是自体瘘 AVF，血管超声对诊断并不是必要的。事实上，体格检查是最省时和高效的方法。震颤和杂音的消失表示瘘血管内无血流通过，触诊没有搏动是 AVG 血栓形成的标志。在有些情况下，AVF 的流入道仍然是通畅的，但是剩余部分的瘘管已经形成血栓了，此时血管超声有助于明确诊断。

术前应该充分了解患者既往的通路病史。通路的形式、使用时间、位置和既往手术方式都应该明确。大多数内瘘不会无诱因突然发生血栓。急性血栓形成最常见的原因是瘘血管的结构性异常（动脉瘤、瘘血管局部狭窄或闭塞）、感染、血流动力学不稳定、不当的压迫等。为了设计出最合适和有效的手术方案，任何形式的可引起通路血栓的潜在原因都不应忽略。在处理失功内瘘时，除了清除血栓，应该解决潜在的原因，这样才能达到较长的通畅时间。

五、腔内技术挽救失功人工血管动静脉内瘘：药物机械联合血栓清除术

（一）脉冲喷射溶栓治疗

目前，单独的药物溶栓很少用来处理人工血管动静脉内瘘血栓形成，因为耗时长。机械辅助的方法可以更快恢复人工血管动静脉内瘘的血流。脉冲喷射辅助药物机械血栓清除术（pharmacomechanical thrombectomy，PMT）已经被提出并广泛应用超过 10 年，包括在全身肝素化的情况下将有侧孔的导管插入血栓内使用高压喷射溶栓药物溶解人工血管动静脉内瘘中的血栓[6,7]。这种脉冲溶栓技术成功率高，并发症少。但是手术需要特殊的多个侧孔的脉冲式溶栓导管，仍然需要近 1 小时等待血栓完全溶解。

（二）溶栓等待方法

这项特殊的技术包括通过导管注射 250 000U 尿激酶和 5000U 肝素，导管从靠近动脉吻合口的位置置入，指向静脉端。45 分钟后患者送入介入室造影并通过腔内技术清除动脉的血栓头，并解决存在的狭窄[8]。重组组织型纤溶酶原激活剂（t-PA）也可以代替尿激酶用于溶栓等待技术。文献报道，这种方法处理人工血管动静脉内瘘血栓的即时手术成功率很高（超过95%），手术时间短（通常小于 1 小时）。术后的一期通畅率是令人满意的（4周左右）[9,10]。

（三）无须等待的药物机械联合血栓清除术

理想的血栓清除手术应该是安全、高效、快速、经济。传统的溶栓并等待技术提供了一个廉价的方法，并可以通过机械工具达到不错的血栓清除成功率。但它仍然比较耗费时间。Almehmi 等已经发表了他们的"不等待溶栓"处理移植物内瘘血栓的经验，这种方法手术时间短，减少了放射暴露[11]。本文描述了笔者改良过的药物溶栓联合机械血栓清除术治疗 AVG 血栓形成（表 9-1）。

表 9-1　透析通路行 PMT 手术的简易步骤

"不等待" PMT 技术处理 AVG 血栓形成的基本步骤

1. 顺行和逆行插入血管鞘
2. 导丝顺行通过通路流出道
3. 通过顺行的鞘和负压从血管鞘吸栓并使用球囊挤压碎栓
4. 注射尿激酶溶液（250 000U 尿激酶融入 10ml 生理盐水）
5. 重复球囊碎栓和吸栓
6. 肝素生理盐水冲洗
7. 导丝和 Fogarty 取栓导管通过逆行的血管鞘进入动脉流入道清除动脉端的血栓头
8. 对整个环路进行造影确保通畅，发现残余的狭窄和潜在的血管病变
9. 处理残余的狭窄和潜在的血管病变
10. 拔出血管鞘，Prolene 线做荷包缝合

　　起初使用两个 6Fr 血管鞘在人工血管两侧对应的位置建立顺行和逆行的入路。可以通过每一边的血管鞘使用负压吸栓。通过血管鞘推注 25 万 U 尿激酶帮助溶栓。如有需要，可以在人工血管上按摩帮助尿激酶浸润血栓，亦可通过鞘使用负压吸栓。导丝通过静脉吻合口，随后使用球囊挤压人工血管内的血栓。通常选用 6 ～ 7mm 直径的非顺应性球囊从静脉吻合口开始扩张整个人工血管的大部分，随后使用肝素生理盐水冲洗。一旦人工血管及其流出道的血栓被清除，使用顺应性的 Fogarty 取栓导管逆行进入动脉吻合口，将动脉端的血栓头拉回人工血管内。此时，动脉血进入人工血管，整个环路的血流恢复。造影明确潜在或残余的人工狭窄和残存的血栓，并使用合适大小的球囊处理，直到所有病变都被纠正。由于有溶栓药物的存在，人工血管内新鲜的血栓很容易被浸润并被冲刷。这种方法可以在短时间内轻松恢复通路的循环。除了标准的导丝、血管鞘和球囊，不需要其他特殊的设备。在现在的腔内血管技术辅助下，PMT 快速、有效、微创、容易实现。

六、腔内技术挽救自体动静脉内瘘血栓形成

　　AVF 血栓的治疗通常更困难和具有挑战性，这是因为血栓体量更大，动脉瘤、狭窄和分支血管导致瘘血管在解剖上更为复杂。经皮穿刺处理 AVF 血栓的技术有很大的不同，常常根据患者的具体情况制订个体化的方案。但是，基本的原则仍然适用[12]，手术包括两个方面：①清除血栓；②纠正导致血栓形成的解剖学原因。

　　AVF 的入路决定需使用一个还是两个血管鞘。如果使用两个鞘，通常使用 6 ～ 8Fr 鞘，两个鞘方向相反。置入鞘的精准定位依靠仔细的临床和超声检查。操控导丝通过顺行的鞘进入中心静脉。血栓的范围使用 5Fr 造影导管从中心静脉

边回撤边造影确定。如果无法操控导丝进入中心静脉，手术应该停止。

在确定血栓范围后就可开始碎栓。为了减少肺栓塞的风险，碎栓应该从血栓中段开始逆血流方向到内瘘的流入道。清除血栓可以通过导引导管、有侧孔的导管或者血管鞘。在血栓清除后，任何解剖上的狭窄均应使用相应大小的球囊给予扩张。明显的即刻发生的弹性回缩应该通过延长扩张时间、切割球囊、支架置入甚至开放手术等手段进一步处理。在一些困难的手术中，辅助的方法如手法碎栓[13]、吸栓、小切口静脉取栓或者使用溶栓药物冲洗等有时可能奏效。

在瘘管大部分再通后，通过逆行的血管鞘使用 Fogarty 取栓导管或者球囊处理动脉的流入道。在造影确认从流入道到中心静脉均通畅后，拔除血管鞘并手动压迫或者荷包缝合止血。

七、机械血栓清除的工具

机械血栓清除的工具可以分为直接接触溶栓、流变溶解装置、旋转碎栓装置、超声波碎栓装置。Arrow-Trerotola 经皮血栓清除装置（Teleflex Inc，NC，US）是直接接触溶栓工具的一种，它有一个镍钛合金的螺旋网，由手提式电池供电，可以驱动螺旋网以 3000 转 / 分的速度高速旋转碎栓。流变溶解装置充分利用了文丘里效应创造了一个负压梯度，在血栓内推进并清除血栓。Angioject（Boston Scienific Co，MA，US）是典型的流变溶解装置。大多数机械血栓清除工具有效并节省了时间，但是更高的成本是这些设备最大的缺点。

八、术 后 处 理

挽救急性血栓形成透析通路的目的是恢复通路血流，让患者尽快恢复透析治疗。术后患者可以使用原来的内瘘继续透析，如果原来的穿刺区域没有行手术，可以继续穿刺该区域。

术后不必预防性使用抗血小板药物和抗生素。由于潜在的解剖病变在术中已经处理，通路的压力梯度常可以保持通路的血流。但是，应该小心保护患者不发生低血压和血流动力学不稳定，避免在早期再次形成血栓。此外，应该严格禁止在每次透析后过度压迫内瘘止血。

九、特 殊 考 虑

为了确保腔内技术挽救内瘘的效果，应该做到以下几点。

（一）明确病因

通路的再通不仅意味着清除血栓，而且还要处理潜在的病变。术前推测病变和术中明确引起通路急性血栓形成的原因至关重要。术前的准确诊断可以帮助确定手术计划和有效的管理。其中最重要的线索是通路的病史。术前应该注意发现潜在的解剖病变。对整个通路详细的体格检查是诊断最基本的部分。体格检查时明显的狭窄（触诊呈纤维条索状），瘘管节段的膨大和人工血管动脉瘤样的改变应引起重视。术中仔细检查造影图像可以再次确认潜在病变，帮助进一步治疗。如果时间和设备允许，术前超声可以提供通路潜在病变的线索。

人工血管最常见的病变是静脉流出道的狭窄，自体动静脉内瘘最常见的病变部位是吻合口附近漂移段静脉、头静脉弓、穿刺区域动脉瘤的两端。中心静脉狭窄是另外一个需仔细寻找的病因。对某些患者，导致血栓最主要的原因除吻合口的病变还有其他因素，如血流动力学不稳定、过度压迫内瘘、高龄状态等。术后所有可能导致内瘘血栓的原因都应该注意避免。

（二）处理潜在的病变

腔内手术挽救内瘘和传统方法对比的一大优点是它通过造影可以完整了解血流从动脉流入至回流到中心静脉全程的情况。术中发现的任何明显的可能导致通路失功的狭窄病变均应处理，以确保达到良好效果。AVF 的大多数病变都可以通过腔内技术解决，如球囊扩张。如果出现即刻或早期的弹性回缩，大量的血栓残留或任何破损，均应采取开放手术修复，保证通路功能良好。

AVG 流出道的狭窄也可以通过球囊扩张在术中纠正。对于那些早期的弹性回缩的流出道狭窄（术后 3 个月内），可能需要传统的开放手术修复以获得较长的通畅。与传统的开放手术相比，覆膜支架置入处理狭窄创伤更小，但是中期的通畅率可能不如开放手术 [14, 15]。

（三）监测和随访

体格检查和临床评估是最基本的技巧，与其他任何监测手段有相同的价值。为了保证通路长期的通畅，通路医师应该仔细记录并追踪每一个通路的震颤、搏动、透析参数（流量和静脉压）。通路监测的频率和形式（透析时流量、静态压力、多普勒超声等）取决于每一个透析通路中心及其可用的医疗资源。监测和随访中不能忽视任何提示解剖病变的异常。对这些异常，无论是采取腔内治疗还是开放手术翻修，均应提前进行，以避免再次出现急性血栓形成，这对于通路资源有限的患者尤为重要。

（四）避免可能发生的并发症

与开放手术相比，腔内治疗微创但是并不是没有潜在并发症。腔内手术挽救内瘘常见的并发症如下。

1. 穿刺入路血肿　在手术开始时，因为通路中没有血流，无法触摸到搏动，穿刺进入瘘血管有时比较困难，在穿刺血栓后的人工血管或自体内瘘时应该轻柔并非常小心。为了避免做穿刺时反复穿刺并减少对通路的损伤从而减少后期穿刺入路的并发症，超声引导有很高的价值。

2. 静脉破裂　与其他腔内手术相同，术者操作应该轻柔，在管腔内进行插入和推进导丝导管，对球囊加压时应提高警惕。为了避免对血管任何无意的损伤，应该时刻注意导丝和导管的尖端。在选择对 AVF 进行扩张的球囊时，尤其是第一次进行扩张的患者，应该相对保守。对那些再狭窄的患者，球囊的选择应该参考之前的记录。在任何血管介入手术中，不（没有）伤害是一个重要的原则。

在行腔内手术挽救内瘘时准备覆膜支架是有必要的，它是在发生血管意外破裂时的一个急救措施。一旦发生造影剂渗漏，保持导丝在原来位置并用较低的压力充盈球囊，延长球囊充盈时间（通常是 5 分钟，之后是 10 分钟），在外手动轻柔压迫。随后行造影检查破口是否已成功密封。如果造影显示仍然有造影剂渗出，直接选择合适长度和直径的覆膜支架，它通常不仅能堵住破口，还能维持内瘘的延续性（图 9-1）。

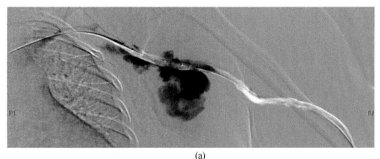
(a)

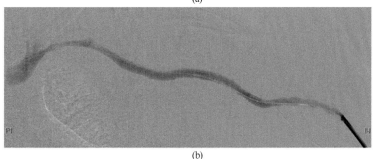
(b)

图 9-1　球囊扩张后 AVG 流出道破裂，虽然延长了球囊压迫的时间，造影剂渗出仍然严重（a）；破裂的血管被覆膜支架修复（b）（Viabahn，W. L. Gore & Associates，Inc. Flagstaff，AZ，US）

3. 末梢动脉栓塞　是少见但严重的并发症。在取动脉端的血栓头时务必轻柔。导丝和球囊通过吻合口时必须缓慢和轻柔，以防止血栓脱落。结束时的血管造影可以显示动脉内的血栓。术后常规观察患者手指的颜色和皮温有助于发现任何早期的动脉栓塞。一旦发生远端动脉栓塞可以采用腔内血栓、机械血栓清除或开放手术取栓。

4. 肺栓塞　尽管很罕见，在术中发生临床症状的肺栓塞不可忽视[16, 17]。术中使用溶栓药物如尿激酶一方面可以加速血栓的清除，另一方面可减少肺栓塞的发生。通常人工血管内血栓的总量较小（一根直径 6mm，长度 20cm 的人工血管内的血栓总量小于 10ml），因此发生有临床症状的肺栓塞的可能性很小。但是，对于一个扩张良好的 AVF，如果存在动脉瘤样改变将存在较多的血栓，术者在开通动脉血流时应该尽量尝试减少血栓的体量（反复的吸栓、冲洗和抽吸、药物溶栓或者机械血栓清除）。术中每一位患者都应该给予持续的心电图和血氧饱和度监测。每一个通路介入医师都应该警惕肺栓塞。对于那些心肺功能储备较差的患者，应该用一切手段避免发生肺栓塞。

病例 9-1

患者，女，74 岁，左前臂肱动脉 - 贵要静脉 AVG 急性血栓形成。采用经皮穿刺血管腔内成形技术挽救 AVG，使用两个 6Fr 的鞘交叉穿刺（图 9-2）。

经血管鞘向人工血管内注入 25 万 U 尿激酶溶栓。操控 0.035″ 导丝（Terumo Medical Co. Somerset，NJ，US）通过人工血管流出道，随后沿导丝跟进一个

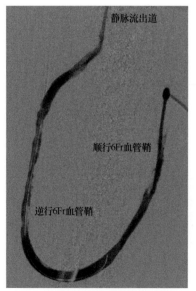

图 9-2　瘘血管造影显示顺行和逆行
穿刺入路的血管鞘

6mm×40mm 非顺应性球囊。使用球囊一路从静脉流出道挤压血栓到人工血管中段，随后经血管鞘使用负压抽吸技术抽吸血栓。也可以充盈球囊后从静脉流出道向动脉侧回撤，同时使用注射器经鞘抽吸血栓。少量的肝素生理盐水冲洗人工血管以保证人工血管内和流出道的血栓清除干净。经逆行穿刺的血管鞘置入球囊至动脉流入道处理人工血管动脉端的血栓头。此时，AVG 内的血流再次恢复（图 9-3）。

再次造影明确人工血管是否仍有残存的狭窄。造影发现静脉流出道狭窄（图 9-4）。

使用 7mm×40mm 非顺应性球囊在 14atm 下扩张人工血管流出道的狭窄 1 分钟（图 9-5）。流出道狭窄处理后完整造影显示 AVG 成功再通（图 9-6）。

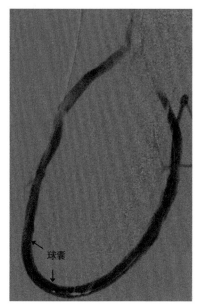

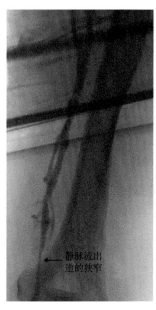

图 9-3　造影显示，使用高压球囊处　　图 9-4　造影显示 AVG 流出
　　　　理动脉端血栓后血流重新恢复　　　　　　道明显狭窄

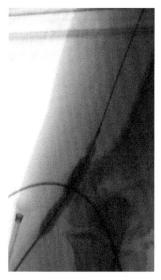

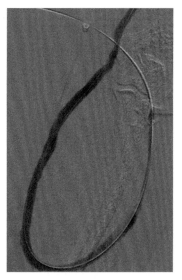

图 9-5　使用球囊对静脉流出　　　图 9-6　完整的造影显示肱动脉 -
　　　　道狭窄进行扩张　　　　　　　　　　贵要静脉 AVG 全程通畅

病例 9-2

　　患者，男，73 岁。使用左上臂 AVG 维持血液透析。1 年前因 AVG 流出道狭窄放置覆膜支架（7 mm Viabahn），本次确诊为 AVG 急性血栓形成。

在超声引导下顺行和逆行置入两根血管鞘。向人工血管内注入尿激酶溶液后使用 7mm 球囊碎栓。造影显示支架边缘静脉狭窄（图 9-7）。

使用球囊碎栓、经血管鞘吸栓、肝素生理盐水冲洗后，动脉端流出道的血栓头使用取栓导管（LeMaitre Embolectomy catheter, LeMaitre Vascular, Inc. Burlington, MA, US）取出（图 9-8）。

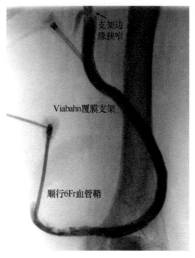

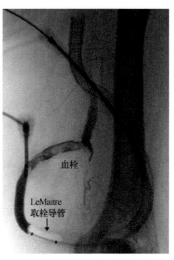

图 9-7 顺行、逆行穿刺上臂 AVG 置鞘，造影见静脉端支架边缘狭窄

图 9-8 透视显示 AVG 内 LeMaitre 取栓导管

当顺行鞘置入的球囊充气时，通过鞘造影可以看到所有动脉流入道的狭窄（图 9-9）。

采用 7mm 直径的球囊处理支架边缘的狭窄。完整造影显示 AVG 再通且支架边缘的狭窄解决后，拔出逆行穿刺的血管鞘（图 9-10）。

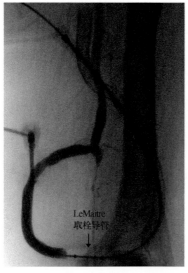

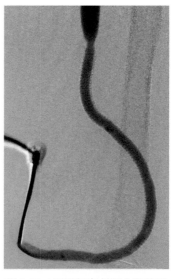

图 9-9 造影评估动脉吻合口未见明显狭窄

图 9-10 经顺行穿刺鞘全程造影

病例 9-3

患者，女，65 岁。左上臂 AVG 闭塞。其对含碘的造影剂过敏，术中使用 CO_2 造影。从动脉侧顺行置鞘使用 CO_2 造影提示 AVG 完全闭塞（图 9-11）。操控导丝通过 AVG 流出道，人工血管内注入尿激酶后使用球囊碎栓。

清除血栓后，CO_2 造影显示人工血管静脉侧穿刺点多处狭窄（图 9-12）。使用 6mm×40mm 非顺应性球囊反复扩张穿刺处狭窄。

在静脉流出道再通后，通过逆行穿刺鞘处理动脉流入道狭窄。

本例动脉吻合口没有闭塞。对含碘的传统造影剂过敏的患者，可以使用 CO_2 造影，采用双鞘经皮穿刺联合机械血栓清除术处理内瘘血栓形成。

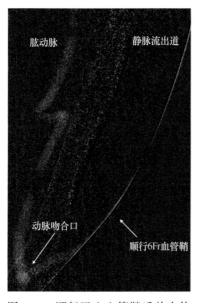

图 9-11　顺行置入血管鞘后首次使用 CO_2 造影

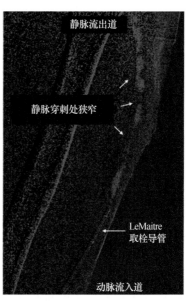

图 9-12　血栓清除后使用 CO_2 造影显示人工血管内的狭窄

参 考 文 献

1. Sadaghianloo N, Jean-Baptiste E, Gaid H, *et al.* Early surgical thrombectomy improves salvage of thrombosed vascular accesses. *J Vasc Surg.* 2014; **59**(5): 1377–1384 e1371–1372.

2. Asif A, Merrill D, Briones P, Roth D, Beathard GA. Hemodialysis vascular access: percutaneous interventions by nephrologists. *Semin Dial.* 2004; **17**(6): 528–534.

3. Yang CC, Yang CW, Wen SC, Wu CC. Comparisons of clinical outcomes for thrombectomy devices with different mechanisms in hemodialysis arteriovenous fistulas. *Catheter Cardiovas Interv.* 2012; **80**(6): 1035–1041.

4. Vesely TM, Idso MC, Audrain J, Windus DW, Lowell JA. Thrombolysis versus surgical thrombectomy for the treatment of dialysis graft thrombosis: pilot study comparing costs. *J Vasc Interv Radiol.* 1996; **7**(4): 507–512.

5. Yurkovic A, Cohen RD, Mantell MP, *et al.* Outcomes of thrombectomy procedures performed in hemodialysis grafts with early failure. *J Vasc Interv Radiol.* 2011; **22**(3): 317–324.

6. Bookstein JJ, Fellmeth B, Roberts A, Valji K, Davis G, Machado T. Pulsed-spray pharmacomechanical thrombolysis: preliminary clinical results. *Am J Roentgenol.* 1989; **152**(5): 1097–1100.

7. Valji K, Bookstein JJ, Roberts AC, Davis GB. Pharmacomechanical thrombolysis and angioplasty in the management of clotted hemodialysis grafts: early and late clinical results. *Radiology.* 1991; **178**(1): 243–247.

8. Cynamon J, Lakritz PS, Wahl SI, Bakal CW, Sprayregen S. Hemodialysis graft declotting: description of the "lyse and wait" technique. *J Vasc Interv Radiol.* 1997; **8**(5): 825–829.

9. Vogel PM, Bansal V, Marshall MW. Thrombosed hemodialysis grafts: lyse and wait with tissue plasminogen activator or urokinase compared to mechanical thrombolysis with the Arrow-Trerotola Percutaneous Thrombolytic Device. *J Vasc Interv Radiol.* 2001; **12**(10): 1157–1165.

10. Vashchenko N, Korzets A, Neiman C, *et al.* Retrospective comparison of mechanical percutaneous thrombectomy of hemodialysis arteriovenous grafts with the Arrow-Trerotola device and the lyse and wait technique. *Am J Roentgenol.* 2010; **194**(6): 1626–1629.

11. Almehmi A, Broce M, Wang S. Thrombectomy of prosthetic dialysis grafts using mechanical plus "no-wait lysis" approach requires less procedure time and radiation exposure. *Semin Dial.* 2011; **24**(6): 694–697.

12. Bent CL, Sahni VA, Matson MB. The radiological management of the thrombosed arteriovenous dialysis fistula. *Clinl Radiol.* 2011; **66**(1): 1–12.

13. Huang HL, Chen CC, Chang SH, *et al.* Combination of duplex ultrasound-guided manual declotting and percutaneous transluminal angioplasty in thrombosed native dialysis fistulas. *Ren Fail.* 2005; **27**(6): 713–719.

14. Allon M. Stent graft or balloon angioplasty alone for dialysis-access grafts. *Eng J Medi.* 2010; **362**(20): 1939; author reply 1940.

15. Chan MG, Miller FJ, Valji K, Bansal A, Kuo MD. Evaluating patency rates of an ultralow-porosity expanded polytetrafluoroethylene covered stent in the treatment of venous stenosis in arteriovenous dialysis circuits. *J Vasc Interv Radiol.* 2014; **25**(2): 183–189.

16. Swan TL, Smyth SH, Ruffenach SJ, Berman SS, Pond GD. Pulmonary embolism following hemodialysis access thrombolysis/thrombectomy. *J Vasc Interv Radiol.* 1995; **6**(5): 683–686.

17. Grebenyuk LA, Marcus RJ, Nahum E, Spero J, Srinivasa NS, McGill RL. Pulmonary embolism following successful thrombectomy of an arteriovenous dialysis fistula. *J Vasc Access.* 2009; **10**(1): 59–61.

第十章

针对透析通路血栓形成的外科治疗策略

Jackie P.Ho

郁正亚译

一、透析通路血栓形成后的外科挽救

在 AVF 及 AVG 血管通路使用过程中，血栓形成是通路临床医师经常遇到的问题（图 10-1）。多数已形成血栓的血管通路均可治疗和挽救。开放手术或血管腔内治疗都可以处理通路血栓形成，但是尚无确切的证据阐明何种手术方式更好。主要原因如下。

（1）大部分血栓形成的血管通路内都存在一处或多处管腔狭窄，引起潜在的血流动力学异常。通路血栓形成的治疗通常由两部分组成：清除血栓并纠正隐匿性管腔狭窄。两部分治疗均可通过开放手术或血管腔内技术完成。由于这些治疗方法在多个随机对照试验中异质性过大，因此无法判断孰优孰劣。

（2）在过去的 10 ～ 15 年中，溶栓药物、溶栓方法、血管腔内溶栓及其他恢复管腔通畅的技术取得了很大的进展，血管腔内治疗技术也将迎来持续的发展。根据外科及腔内治疗血管通路血栓形成疗效的综述，2002 年前外科手术治疗效果优于血管腔内治疗。但是在 2002 年后，外科手术治疗与血管腔内治疗的疗效已近乎相同。

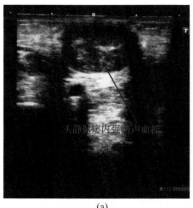 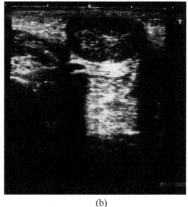

(a)　　　　　　　　　　　　　　(b)

图 10-1　超声诊断头静脉内瘘血栓形成，非压迫（a）与压迫（b）状态分别显示出强回声血栓影及静脉不可压闭

无论是切开取栓术还是血管腔内溶栓术，清除血栓后，必须利用血管造影检查了解血管通路内是否存有潜在狭窄。造影可在取栓手术同期进行，如无条件同期造影也应在术后短时间内进行。纠正管腔内的隐匿性狭窄（开放手术或血管腔内治疗）将显著提高通路的二期通畅率。在拥有先进血管腔内治疗设施及综合设备的治疗中心已经趋向将血管腔内治疗作为血管通路血栓形成的一线治疗方法。但开放手术仍然是治疗失功通路的有效方法，尤其适用于后期出现的动脉瘤样变伴较大血栓负荷量或近期血管腔内治疗失败的通路。多数中心已经开始采用开放手术与血管腔内手术联合方法治疗血管通路血栓形成。外科手术治疗 AVF 及 AVG 有所不同。

二、AVG 血栓形成的外科血栓切除术

（1）切口选择应能够兼顾取栓导管容易通过动脉吻合口及静脉吻合口。例如，在前臂襻形 AVG 的顶端位置切开。

（2）切口应尽可能少占用将来用于穿刺的潜在区域（图 10-2）。因此，切口通常垂直于人工血管走行而非沿通路长轴切开。或于不适合血液透析穿刺的通路部位切开，如人工血管的弯曲部位。如果切口位于人工血管穿刺区，反复穿刺手术瘢痕可能会导致伤口破损及人工血管的暴露，引起通路的永久损坏。

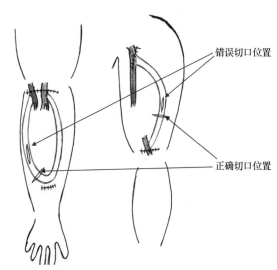

图 10-2　图示人工血管血栓切除术正确切口与错误切口

（3）避免在密集穿刺部位切开，该区域附近存在大量组织粘连。人工血管在频繁穿刺区域还可能发生机械性薄弱，很容易撕裂。

（4）开放 AVG 血栓切除术的患者应给予单一剂量预防性抗生素。

（5）通常需自皮下组织游离 3～4cm 长人工血管以便于血栓切除后放置血管阻断钳。若手术在局部麻醉下进行应保证患者的血压可控。终末期肾衰竭患者的血压可因焦虑或应激而波动。过高的血压将导致血栓切除术中出血过多。

（6）为了避免血栓切除导管对流入道动脉的损伤，术者应预估人工血管切口位置与动脉 - 人工血管吻合口之间的距离，并且避免血栓切除导管进入自体动脉过多。当球囊位于自体动脉中时应谨慎扩张取栓导管球囊，避免张力过高。

（7）笔者倾向于先从动脉端进行血栓切除术以确保重建流入道血流充足。动脉 - 人工血管吻合口发生狭窄的概率要比人工血管 - 静脉吻合口狭窄低得多。如果在血栓切除术后人工血管的动脉端有强烈的血流喷出，即可确认流入道良好。人工血管静脉臂血栓切除术后，可将一大口径血管鞘（7Fr 或 8Fr）直接插入切开的人工血管，并环绕血管阻断带控制出血，通过血管鞘进行造影检查。如发现狭窄即可实施治疗（腔内血管成型 ± 支架或外科补片血管成形术）。大口径血管鞘允许通过不同的腔内治疗器械对狭窄部位进行治疗。术者可以利用导丝及导管技术在缺少血液反流时开通完全闭塞的静脉端吻合口。

三、AVF 血栓形成的外科血栓切除治疗

（1）既往治疗 AVF 血栓形成手术成功率较低，被认为获益不大。近年来，多数临床研究表明 AVF 挽救成功率及二期通畅率也十分令人鼓舞。

（2）AVG 血栓切除术切口位置的选择原则同样适用于 AVF 血栓形成的治疗，即避开频繁穿刺位点及最小限度的占用透析穿刺点。

（3）失功 AVF 的血栓位置、范围及血栓负荷量各不相同。仅在内瘘狭窄部位或有问题的穿刺部位发生局部血栓引起的阻塞较容易处理。局部麻醉下，在血栓位置表面做小切口，去除血栓并纠正狭窄即可挽救内瘘（图 10-3）。血栓可能恰好位于动静脉吻合口并且延伸至内瘘静脉内，血栓长度可能有所不同，取决于引起瘘失功的狭窄程度及侧支循环的情况。在伴有动脉瘤样变的大口径 AVF 中，大量新鲜、陈旧血栓可能同时存在，使血栓切除手术更具挑战性。失功 AVF 可能存在多个狭窄部位，同时伴随迂曲和严重的动脉瘤样变，如整个内瘘通路均可触及广泛的硬化血栓，此类病例往往最难处理。

（4）术者使用超声检查 AVF 血栓形成有助于评估血栓清除难度、制订下一步临床治疗方案，与患者讨论预期结果并做出外科手术决策。

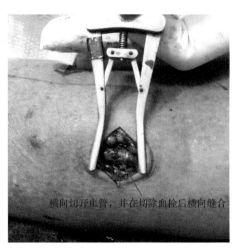

横向切开血管，并在切除血栓后横向缝合

图 10-3　局部麻醉下经内瘘表面小横切口清除 BC AVF 局部血栓

（5）Cull[9] 等报道了一种通过动脉 - 静脉吻合口附近切口治疗失功 AVF 的外科技术。最常见的 AVF 血栓部位是动脉 - 静脉吻合口及近吻合口区域。黏附在动脉 - 静脉吻合口的血栓可通过取栓导管拉出，用镊子或动脉夹挤出或拉出。在静脉内瘘中的血栓也可以通过外部加压的方式挤出。

（6）血栓被清除后，应采用血管造影评估狭窄部位并纠正狭窄是获得良好愈后的关键。内瘘造影可以通过开放的静脉内瘘切口、单独穿刺动脉流入道或静脉流出道进行，取决于 AVF 部位及其相对狭窄部位和内瘘切口的位置。

（7）纠正 AVF 狭窄的方法包括腔内血管成形术 ± 支架置入术、吻合口外科翻修术及人工血管间置术。目前尚无随机对照研究比较 AVF 血栓切除术后血管腔内成形术、外科吻合口翻修处理吻合口和近吻合口狭窄疗效的优劣。相关研究表明，尽管腔内血管成形术治疗失功 AVF 后再狭窄率更高，但与外科翻修术相比，二者总体通畅率并无差别。

（8）在近心端动脉流入道使用止血带可减少开放性血栓切除术中的失血情况。

四、外科治疗失功内瘘的问题汇总

（1）血栓的黏附性随着时间推移增强。对于 AVF 及 AVG 来说，越早清除血栓疗效越好，特别是 AVF。因此，一旦患者或护士发现通路失功，应及时寻求病因并着手进行治疗。

（2）开放血管通路血栓切除术的潜在并发症包括治疗失败、出血、穿孔、动脉栓塞、临床症状性肺栓塞及伤口和通路感染。以上并发症应在术前会诊中进行讨论。除此之外，这些并发症也可出现在 AVG 血栓切除术中。

（3）有时即使成功清除血栓、解除梗阻引起血流动力学改变并恢复了血流，血管通路内仍然存在局限性残余血栓。24 ~ 48 小时抗凝治疗（肝素注射）有助于溶解这些残余血栓。在抗凝期间对通路进行穿刺应密切观察，以防止血肿形成。

（4）血栓清除，对透析通路潜在狭窄进行治疗后，应通过透析指标评估治疗成果，包括动、静脉压力及通路血流。如果上述参数明显异常，应及早重新进行通路造影及其他必要的治疗（血管腔内治疗或外科治疗）。

五、处理失功血管通路的外科手术步骤

手术目的为重新恢复失功血管通路的功能并尽量避免中心静脉插管。策略如下。

（1）外科手术纠正顽固狭窄区域，原血管通路同时使用。

（2）在现有血管通路上游建立新 AVF，避免通路停用（第 Ⅰ 型二期内瘘）。

（3）在另一侧肢体上新建 AVF（第 Ⅱ 型二期内瘘）。

上述治疗前，彻底评估失功通路类型、治疗的选择、通路侧肢体的动静脉条件及其他肢体状况是获得最佳治疗及预后的关键。

六、外科手术纠正持续性狭窄，不停用原血管通路

当内瘘存在血管腔内治疗难以纠正的顽固狭窄区时，应考虑利用外科手术解除狭窄。AVF 狭窄区通常发生在动静脉吻合口、近吻合口或频繁穿刺区域。外科手术方法包括近端重新建立吻合口，切除狭窄段血管并间置移植血管，局限性狭窄切除后直接吻合，利用静脉、经过处理的组织修补材料或合成材料补片修补。Geogiadis[7] 等报道，近心端新建立吻合口和间置 PTFE 人工血管治疗桡动脉 - 头静脉 AVF 狭窄的一期通畅率相似。Mallik[13] 等报道了在桡动脉 - 头静脉 AVF 近心端新建吻合口（无论是未成熟或使用后失功的内瘘）术后第 1 年及第 3 年一期通畅率分别为 78.5% 及 54.9%。Murphy[14] 等的早期研究显示，利用外科手术（切除并重新吻合、静脉补片或间置 PTFE 人工血管）挽救肘部 AVF 成功率高达 70%。

如患者条件良好，如狭窄位于动静脉吻合口，但近吻合口通路血管正常，邻近流入道动脉适合，则应优先考虑于近端建立新吻合口，以避免使用人工血管，减少费用及高感染风险。当适合吻合的静脉流出道和动脉流入道距离较远时，则需要间置 PTFE 人工血管。局部切除及一期吻合适用于近吻合口局部顽固性狭窄或任何通路静脉段未经反复穿刺部位的病变。较长段狭窄应使用补片修补。反复

穿刺区域导致的狭窄因周围组织粘连严重，以及静脉壁自身的异常，增加了切除及修补难度，因此旁路手术较补片修补更适合此类狭窄的治疗。

某些肱动脉 - 头静脉 AVF 因其头静脉弓严重狭窄引起通路失功。外科治疗方法包括头静脉转位至贵要静脉、狭窄部分切除及头静脉 - 颈内静脉移植血管旁路术。Wang[15] 等提出外科手术前使用血管腔内成形术治疗的患者手术后通畅率更差。作为临床医师，未必能做到对新发生的头静脉弓狭窄不尝试任何创伤更小的血管腔内治疗而直接外科修复治疗。对于手术风险小的患者，如果血管腔内治疗后立刻出现明显的回弹缩窄症状或扩张后早期出现严重再狭窄，应尽早考虑转为外科手术治疗。

当血管腔内治疗 AVG 狭窄失败时应进行外科治疗[16]。AVG 狭窄往往出现在静脉 - 人工血管吻合口。狭窄可能会延伸至邻近静脉流出道内，长度不一。偶有狭窄段病变沿静脉流出道跳跃性出现。当静脉吻合口仅存在局限性狭窄且延伸到静脉流出道很短，可以考虑使用静脉、经处理的组织或合成材料进行吻合口补片修补。但是，如果静脉流出道存在较长的狭窄段或广泛的跳跃病变时，应考虑间置人工血管。此外，如果静脉流出道质量与口径均完好，首选利用已经动脉化的流出道静脉重建二次 AVF（下文讨论）。

外科治疗失功 AVF 及 AVG 的潜在并发症包括早期复发、窃血综合征、出血及伤口（伴或不伴人工血管）感染。

七、利用现有通路的静脉流出道建立新 AVF 以避免血管通路停用（第 I 型二期内瘘）

桡动脉 - 头静脉 AVF 失功后，如血管腔内治疗失败，通路伴有广泛动脉瘤样变、弥漫性狭窄或前臂皮肤条件差，而流出道静脉口径及质量良好，可于原内瘘上游建立新的功能性 AVF，以继续使用通路并避免中心静脉插管。如果流出道静脉长度足够，可以立即进行穿刺（长度＞ 10cm，直径＞ 6mm 且皮下深度＜ 6mm），则将流出道静脉与近端流入道动脉建立端 - 侧吻合，同时结扎已经失功的桡动脉 - 头静脉 AVF 以预防窃血综合征。但是如果静脉流出道条件不佳（或临界），则应在流出道静脉和更近端流入道动脉之间建立侧 - 侧吻合口，保留失功桡动脉 - 头静脉 AVF 用于目前的穿刺透析并等待二期 AVF 成熟。当肢体存在一处以上的动脉分流时可能增加窃血综合征的发生风险，因此术前应对动脉系统进行详细评估。手术中需要仔细评价动静脉吻合口大小。

病例 10-1

患者，男，59 岁。右侧桡动脉 - 头静脉 AVF 使用 7 年。该通路流量由＞

800ml/min 降至 300ml/min 以下。体检发现前臂远端可触及震颤，近端震颤无法触及。内瘘于近吻合口区域触诊质感较硬。前臂中部和近端（频繁穿刺区域）存在两处动脉瘤样变。

内瘘造影检查（图 10-4，图 10-5）显示远端桡动脉迂曲，紧邻动 - 静脉吻合口近端可见一高度狭窄病变。另一高度狭窄病变位于前臂中部。在动 - 静脉吻合口处可见重度钙化。

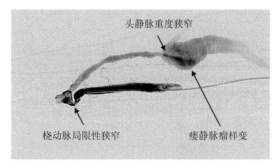

图 10-4　造影显示迂曲桡动脉及局部狭窄，头静脉瘘处亦存在狭窄

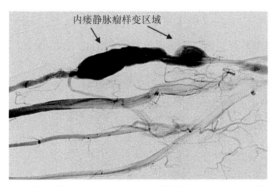

图 10-5　位于前臂近端及中段，头静脉的两处动脉瘤样变区

导丝穿越狭窄部位时非常困难，手术中同时经右侧肱动脉的顺行入路及经近端前臂内瘘逆行入路，最终在 90cm 长的 CXI 导管（Cook Medcial Inc. Bloomington，IN，US）支撑下使用 0.014″HydroST 导丝（Cook Medcial Inc. Bloomington，IN，US）通过了桡动脉病变，2.75/20mm Splinter NC 球囊（Medtronic Inc.Minneapolis，MN，US）成功扩张病变。内瘘处病变通过逆行穿刺入路并使用 6mm/40Sterling 球囊（Boston Scientific Co.MA，US）进行扩张。手术完成后血管造影显示内瘘病变管腔恢复但桡动脉狭窄回弹（图 10-6）。

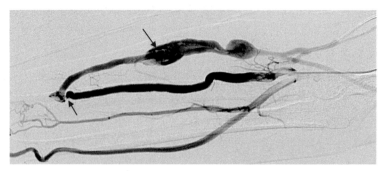

图 10-6　桡动脉及通路静脉球囊腔内成形术后血管造影

内瘘成形术后通路流量提高到 450ml/min。但 2 个月后通路流量再次降低到 300ml/min 以下。快速超声检查显示远端桡动脉狭窄仍然存在，且内瘘狭窄复发。右前臂头静脉内瘘回流至前臂静脉，后者主要供应贵要静脉及头静脉。前臂远端及中段头静脉直径为 5.2 ～ 5.8mm。右贵要静脉直径约 7mm，但位置过深。尺动脉通畅，肱动脉直径 5mm。鉴于狭窄部位高度钙化及内瘘腔内成形术后短期内复发，医师建议对内瘘进行外科手术翻修，患者同意接受手术治疗。

手术室内进行超声检查以确定近端前臂正中静脉与远端肱动脉间距最近的位置（图 10-7，图 10-8）。

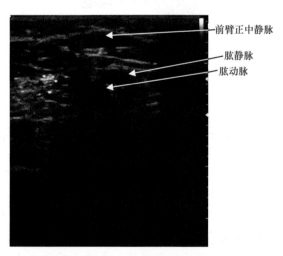

前臂正中静脉

肱静脉
肱动脉

图 10-7　超声检查可见位于远端肱动脉浅面的前臂正中静脉

于前臂正中静脉与远端肱动脉间建立侧 - 侧吻合。术后前臂近端内瘘动脉瘤样变处、肘窝、头静脉及贵要静脉均可触及震颤，未发生窃血综合征。动脉穿刺点位于上臂远端头静脉瘘处（术后即刻测量其内径为 5.6mm）。静脉穿刺点位于前臂近端动脉瘤样变处（图 10-9）。患者无须 CVC 过渡。

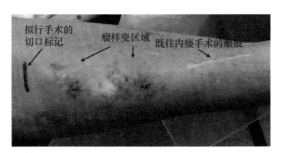

图 10-8　在右侧前臂正中静脉与远端肱动脉距离最短处标记切口

请参见第 12 章病例 12-2 的另一张插图。

八、在对侧肢体新建AVF（第Ⅱ型二期内瘘）

当肢体现有血管通路存在无法纠正或处理可能引起严重并发症的问题时，如同侧肢体中心静脉闭塞或动脉血管闭塞不能以腔内血管介入方法治疗，应考虑在对侧上肢或下肢新建血管通路。

有时，一侧肢体浅静脉虽然耗竭但对侧肢体的浅表静脉仍然良好。多数情况下对侧上肢是优势侧手。为患者能更好地适应（在该侧肢体建立内瘘），应向其提供良好的术前咨询和宣教。除建立血管通路需要的标准临床及超声评估外，手术医师还需了解对侧中心静脉置管史及持续使用的时间。若有异常，在建立新血管通路前应对该侧肢体中心静脉进行影像学评估以了解其是否通畅。

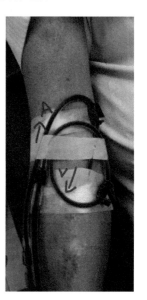

图 10-9　图片由患者透析中心提供，显示患者外科翻修术后穿刺部位

病例 10-2

患者，男，62 岁。既往有糖尿病、高血压、终末期肾病、缺血性心脏病及睡眠呼吸暂停综合征，左侧为优势侧手。3 年前建立右上肢 BC AVF，此前曾有长期双侧颈静脉置管史。2 年前因持续静脉高压行右侧头臂静脉血管腔内成形术及支架治疗。随后患者失访了一段时间，最近出现右侧上肢肿胀（图 10-10）。

造影显示右侧头臂静脉支架内及锁骨下静脉闭塞。经股静脉入路成功通过支架内闭塞段，但无论顺行（经通路

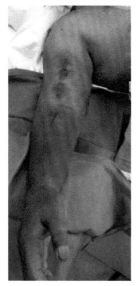

图 10-10　患者右上肢的中心静脉闭塞临床照片

入路）或逆行（径股静脉入路）均无法通过锁骨下静脉闭塞病变（图 10-11）。术中开通右颈内静脉及头臂静脉之间的连接（图 10-12），部分引流了右上肢的静脉内血液。术后右上肢肿胀有所减轻。由于针对右侧肢体无长期有效的解决方法，计划为患者开辟一条新的血管通路。

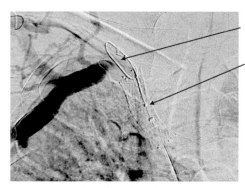

右锁骨下静脉闭塞

右无名静脉支架闭塞

图 10-11　造影显示右侧头臂静脉及锁骨下静脉闭塞，导丝无法穿过锁骨下动脉段

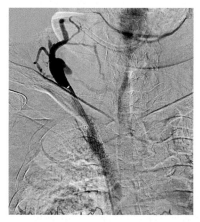

图 10-12　通过右颈静脉及头臂静脉间病变并进行造影

　　患者的左上肢中段头静脉口径大小适合，计划在左侧建立 BC AVF。考虑其有长期中心静脉置管史，在左上肢建立内瘘前需要排除左侧中心静脉闭塞。左上肢静脉造影检查显示左侧头臂静脉存在高度狭窄（图 10-13）。

　　腔内血管成形术后于左侧头臂静脉内置入支架（Smart stent 12mm，Boston Scientific Co.MA，US），支架延伸至上腔静脉（图 10-14），随后建立左侧 BC AVF。手术后 8 周通路成熟，其间右上肢肿胀逐渐加剧难以穿刺，故结扎右侧 BC AVF，开始使用左侧 BC AVF。

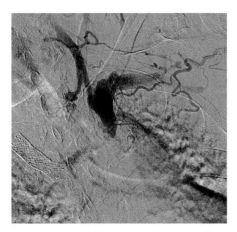 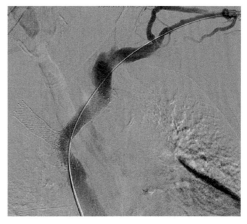

图 10-13　造影检查显示患者左头臂静脉
高度狭窄

图 10-14　血管成形术及左头臂静脉 - 上腔静
脉支架置入术后中心静脉造影检查

对于无法挽救的失功血管通路，另一个治疗选择是利用即刻穿刺人工血管（如 GORE 的 Acuseal、Atrium 的 Flixene[TM]、Nicast 的 AVflo[TM] 等）新建 AVG。通常情况下此类 AVG 可在术后 24 ～ 72 小时进行穿刺透析。但如果术后肢体出现水肿，则可能推迟穿刺。目前，针对这些人工血管长期结果的研究不多[19, 20]，推广使用需要更多研究证据支持[21]。

参 考 文 献

1. Green LD, Lee DS, Kucey DS. A metaanalysis comparing surgical thrombectomy, mechanical thrombectomy, and pharmacomechanical thrombolysis for thrombosed dialysis grafts. *J Vasc Surg*. 2002; **36**: 939–945.

2. Tordoir JH, Bode AS, Peppelenbosch N, *et al*. Surgical or endovascular repair of thrombosed dialysis vascular access: Is there any evidence? *J Vasc Surg*. 2009; **50**: 953–956.

3. Dougherty MJ, Calligaro KD, Schindler N, *et al*. Endovascular versus surgical treatment for thrombosed hemodialysis grafts: A prospective, randomized study. *J Vasc Surg*. 1999; **30**: 1016–1023.

4. Poulain F, Raynaud A, Bourquelot P, *et al*. Local thrombolysis and thromboaspiration in the treatment of acutely thrombosed arteriovenous hemodialysis fistulas. *Cardiovasc Intervent Radiol*. 1991; **14**: 98–101.

5. Liu YH, Hung YN, Hsieh HC, *et al*. Surgical thrombectomy for thrombosed dialysis grafts: comparison of adjunctive treatments. *World J Surg*. 2008; **32**: 241–245.

6. Ponikvar R. Surgical salvage of thrombosed arteriovenous fistulas and grafts. *Ther Apher Dial*. 2005; **9**: 245–249.

7. Georgiadis GS, Lazarides MK, Lambidis CD, *et al*. Use of short PTFE segments (6 cm) compares favorably with pure autologous repair in failing or thrombosed native arteriovenous fistulas.

J Vasc Surg. 2005; 76–81.

8. Lipari G, Tessitore N, Poli A, *et al.* Outcomes of surgical revision of stenosed and thrombosed forearm arteriovenous fistulae for haemodialysis. *Nephrol Dial Transplant.* 2007; **22**: 2605–2612.

9. Cull DL, Washer JD, Carsten CG, *et al.* Description and outcomes of a simple surgical technique to treat thrombosed autogenous accesses. *J Vasc Surg.* 2012; **56**: 861–865.

10. Tessitore N, Mansueto G, Lipari G, *et al.* Endovascular versus surgical preemptive repair of forearm arteriovenous fistula juxta-anastomotic stenosis: analysis of data collected prospectively from 1999 to 2004. *Clin J Am Soc Nephrol.* 2006; **1**(3): 448–454.

11. Napoli M, Prudenzano R, Russo F, *et al.* Juxta-anastomotic stenosis of native arteriovenous fistulas: surgical treatment versus percutaneous transluminal angioplasty. *J Vasc Access.* 2010; **11**(4): 346–351.

12. Sadaghianloo N, Jean-Baptiste E, Gaid H, *et al.* Early surgical thrombectomy improves salvage of thrombosed vascular accesses. *J Vasc Surg.* 2014; **59**(5): 1377–1384.

13. Mallik M, Sivaprakasam R, Pettigrew GJ, *et al.* Operative salvage of radiocephalic arteriovenous fistulas by formation of a proximal neoanastomosis. *J Vasc Surg.* 2011; **54**: 168–173.

14. Murphy GJ, Saunders R, Metcalfe M, *et al.* Elbow fistulas using autogeneous vein: patency rates and results of revision. *Postgrad Med J.* 2002; **78**: 483–486.

15. Wang S, Almehmi A, Asif A. Surgical management of cephalic arch occlusive lesions: are there predictors for outcomes? *Semin Dial.* 2013; **26**(4): E33–E41.

16. Schild AF. Maintaining vascular access: the management of hemodialysis arteriovenous grafts. *J Vasc Access.* 2010; **11**: 92–99.

17. Bachledaa P, Utikala P, Kocher M, *et al.* Arteriovenous graft for hemodialysis, graft venous anastomosis closure — current state of knowledge. Minireview. *Biomed Pap Med Fac Univ Palacky Olomouc Czech Repub.* 2014; **158**: 1–4.

18. Slayden GC, Spergel L, Jennings WC. Secondary arteriovenous fistulas: converting prosthetic AV grafts to autogenous dialysis access. *Semin Dial.* 2008; **21**(5): 474–482.

19. Schild AF, Schuman ES, Noicely K, *et al.* Early cannulation prosthetic graft (Flixene™) for arteriovenous access. *J Vasc Access.* 2011; **12**(3): 248–252.

20. Aitken EL, Jackson AJ, Kingsmore DB. Early cannulation prosthetic graft (Acuseal) for arteriovenous access: a useful option to provide a personal vascular access solution. *J Vasc Access.* 2014; **15**(6): 481–485.

21. Inston NG, Jones R. Devices in vascular access: is technology overtaking evidence? *J Vasc Access.* 2014; **15**(2): 73–75.

第十一章

中心静脉阻塞的治疗策略

Kyung J.Cho

施娅雪译

中心静脉阻塞（central vein obstruction，CVO）是血液透析患者患病和致死的主要原因之一。某些临床症状表现结合中心静脉置管史高度提示 CVO 发生的风险。中心静脉阻塞可导致患肢肿胀不适及疼痛，并且这些不适和血液透析通路密切相关。上腔静脉（SVC）阻塞综合征的主要特征是面部肿胀、呼吸困难及颈静脉扩张。症状明显的中心静脉阻塞首选腔内治疗。中心静脉阻塞病变再通成功的基础是选择合适的再通器械及技术。本章重点讨论血液透析患者中心静脉阻塞的解剖、图像及策略。

一、解　　剖

上肢中心静脉的解剖很少变异，没有动脉复杂，但需了解静脉与相邻重要脏器和动脉（无名、肺动脉和主动脉）间的解剖关系。上肢中心静脉可通过增强 CTV、MRV（图 11-1）和静脉造影显示影像。上肢中心静脉造影尤其是中心静脉阻塞病变，CO_2 是一种很好的对比剂。

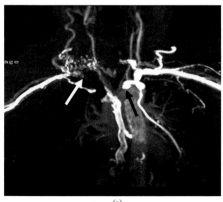 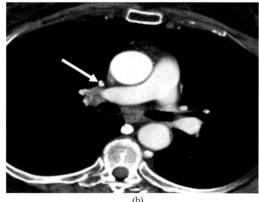

(a)　　　　　　　　　　　　　　　　(b)

图 11-1　上腔静脉综合征的 67 岁妇女。a. 经外周静脉注射造影剂行 MRV 显示右锁骨下静脉（白色箭头）和左头臂静脉向上腔静脉延伸处（黑色箭头）闭塞，通过侧支可见奇静脉和左上部肋间静脉显影；b. CT 横断面显示上腔静脉平面上腔静脉闭塞（箭头处），经股静脉入路开通双侧头臂静脉，PTA 术后，左头臂静脉和上腔静脉处分别置入 12mm×4cm 和 16mm×4cm 的 Wallstent 支架

锁骨下静脉是腋静脉的延伸，从第一肋外侧缘走向锁骨胸骨端，在此处和颈内静脉汇合汇入头臂静脉。一般位于锁骨下动脉的前下方。锁骨下静脉的属支包括颈外静脉、颈前静脉，有时还有头静脉。在其与颈内静脉连接处，右锁骨下静脉引流右淋巴导管，而左侧接受胸导管。

右侧头臂静脉是一条很短的静脉，长约 2.5cm，始于锁骨胸骨端后侧的颈内静脉和锁骨下静脉的汇合点。右侧头臂静脉从前走至无名动脉右侧并与左头臂静脉一起汇入上腔静脉。左头臂静脉较长，达 6cm，由胸骨柄后方行至主动脉弓前上方和无名动脉、左侧颈总动脉和左锁骨下动脉的前方。双侧头臂静脉与椎静脉、乳内静脉甲状腺下静脉交通。而左侧头臂静脉还和左肋间上静脉、胸腺静脉和心包静脉相通。

上腔静脉始于双侧头臂静脉汇合处，通常起始点位于第一肋间隙水平；无名动脉和升主动脉的右侧。直径约 2cm，长 7cm，约一半长度位于心包囊内，被心包浆膜覆盖。而奇静脉在接近双侧头臂静脉的汇合处从后方汇入上腔静脉。

左侧永存上腔静脉是最常见的上腔静脉先天性畸形，通常与正常的右侧上腔静脉伴行（称为双上腔静脉），少有孤立的左侧上腔静脉。

二、影像检查

影像检查包括颈、胸部的横断面影像扫查，获得该部位重要的血管解剖图像以帮助腔内治疗中心静脉阻塞，必须确定潜在的目标流入道、流出道血管（阻塞的近心端及远心端）。影像必须包括锁骨下动脉、无名动脉，胸主动脉和与腔房交界处毗邻的右肺动脉（治疗上腔静脉阻塞时）。腔内治疗前超声评估透析通路的流入道动脉、动脉吻合口、流出道血管情况及闭塞部位。颈静脉可能作为腔内治疗的入路，因此术前超声评估两侧颈内静脉的通畅性。术前评估入路血管、闭塞程度及重要解剖结构。锁骨下静脉的腔内治疗通常采用上臂中段的贵要或头静脉入路；在评估中心静脉阻塞范围，以及闭塞病变锐性开通需使用抓捕器时，采用股静脉或大隐静脉入路。

上腔静脉闭塞病变通常采用右颈内静脉及股静脉双向入路[1]。肱静脉也可用于评估静脉闭塞范围及侧支情况。对于上腔静脉综合征患者，必须保证一侧锁骨下静脉或颈内静脉至上腔静脉回心通畅，以缓解症状。对仍有残肾功能和碘造影剂过敏的患者，CO_2 是一个很好的造影剂。由于 CO_2 的低黏度，其比传统造影剂的优势在于可通过外周较细的血管注入，包括通过颈静脉、头臂静脉及上腔静脉的侧支使中心静脉显像。

三、血管通路造影

在中心静脉闭塞的腔内治疗之前，首先要行动静脉内瘘造影以评估内瘘、流出道及中心静脉情况。采用 Seldinger 技术在通路流出道静脉、股静脉、颈内静脉穿刺置鞘作为入路，在通路静脉建议采用微穿刺鞘，建议超声引导静脉穿刺。穿刺点常选择距离闭塞的中心静脉相对短、笔直不迂曲的部位，以便导丝、导管及其他器械直达闭塞部位，之后对穿刺部位无菌消毒。在一例上肢 AVF 的患者中，建议在流出道静脉（贵要静脉或头静脉）的穿刺点应离开动静脉瘘吻合口 5 ~ 10cm，朝向腋静脉。

静脉穿刺技术具体步骤如下：在超声引导下 21G 穿刺针穿刺静脉见回血后，置入 0.018″ 导丝，导丝顺利到达腋静脉，拔除 21G 针，同轴导管引入，拔除 3Fr 扩张器内芯，引入 0.035″ Safe-TJ 导丝至腋静脉。再置入 6Fr 或 7Fr 血管鞘，造影显示流出道及中心静脉。可以选用碘剂或 CO_2（20 ~ 30ml/s）作为造影剂。有各种 CO_2 输送系统避免气体污染。当需要显示动静脉瘘吻合口时，可以在造影时静脉流出道加压或在穿刺鞘近心端袖带加压至 250mmHg 以上。为了评估来自肱动脉和腋动脉的流入道，通常需要第二个穿刺点，导管放置在动静脉吻合口附近或流入道动脉内。可以 Seldinger 微穿刺技术穿刺股静脉，并将 7Fr 长鞘送至头臂静脉，有时对侧手臂的肱静脉也可以作为穿刺入路。

四、传统再通技术

中心静脉狭窄或闭塞再通的基本操作技术如下：AVG/AVF 流出道和（或）股静脉穿刺后，置入 7Fr 的血管鞘。流出道静脉或右心房测压，静脉造影。导管送至闭塞部位后反复行造影明确病变部位解剖及侧支情况。然后在 Kumpe 导管（CookMedical Inc，Bloomington，IN）支撑下 0.035″ 亲水导丝通过闭塞部位，从上肢入路进行血管成形术，当需要支架置入时，通过抓捕器（Amplatz Goose NeckSnare，ev3 Endovascular，Inc.，Plymouth，MN）将穿过阻塞部位的交换导丝从股静脉引出。再从股静脉将 5Fr 椎动脉导管或 HIH 导管通过阻塞部位送至流出道静脉，置入更硬的新的交换导丝（如 AmplatzSuper stiff 导丝）后，行球囊扩张术，用 10mm 和 12mm 直径的球囊导管如 Conquest 球囊导管（Bard Perphral Vascular，Tempe，AZ，US）、Mustang 球囊导管（Boston Scientific Corp.，Marlborough，MA，US）扩张锁骨下静脉。用 12 ~ 14mm 的球囊导管扩张头臂静脉和 14 ~ 16mm 的球囊导管扩张上腔静脉。如果球囊扩张后病变弹性回缩导致疗效不满意，需置入支架[2-4]。置入锁骨下静脉、头臂静脉和上腔静脉的支架直径分别为 12mm、

14mm、16mm（图 11-2，图 11-5）。

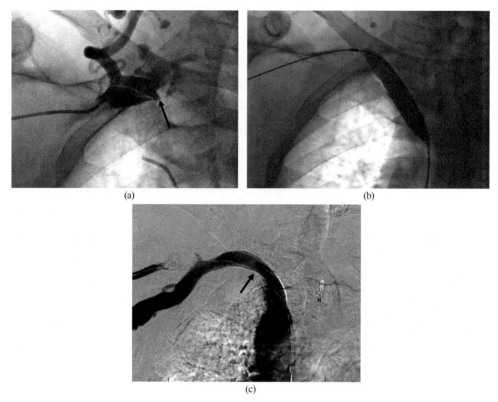

图 11-2　右锁骨下静脉及头臂静脉闭塞伴右上肢 AVF，右上肢肿胀。a. 超声引导下穿刺右贵
要静脉并置管造影，显示右锁骨下静脉及头臂静脉闭塞（箭头）伴大量侧支。b. 右股静脉置
入 8Fr、55cm 长鞘至右心房，并置入 5Fr HIH 导管至右头臂静脉。贵要静脉入路置入 5Fr 鞘
及 5Fr Kumpe 导管至阻塞病变处并造影。用 Stiff 导丝通过病变，导管跟进至右心房。从股静
脉入路 12mm 球囊扩张病变处。c. 在腋静脉及头臂静脉间植入 14mm×40mm Wallstent 支架，
14mm 球囊后扩。术后显影通畅（箭头）

传统再通步骤：

（1）超声评估 AVF、AVG，以及贵要静脉、头静脉、肱静脉等流出道血管。

（2）超声引导下微穿刺置入 5 或 7cm 6Fr 血管鞘。

（3）动静脉内瘘造影术评估流出道和中心静脉，仍有残肾功能或碘剂过敏
的患者用 CO_2 作为造影剂。

（4）如果需评估动脉吻合口，可造影时血管鞘近心端袖带加压至 300mmHg。

（5）5Fr 导管送至闭塞部位造影。

（6）股静脉插入 7Fr 鞘。

（7）股静脉入路送入 5Fr 导管至闭塞部位，造影评估中心静脉侧阻塞状态。

（8）0.035″亲水导丝送入闭塞部位。

（9）选择合适的导管支撑导丝通过闭塞部位。

（10）当导丝成功穿过闭塞部位后，将导管顺导丝通过病变段至上腔静脉，造影确认导管位置。

（11）将导管鞘送入头臂静脉，通过血管鞘造影上腔静脉闭塞部位。

（12）选择合适直径的球囊行血管成形术，选用直径小一些的球囊行预扩张。

（13）如果扩张的血管回缩，扩张不完全，行支架置入术。

（14）术后再次静脉造影成像。

五、锐性再通技术

如果普通导管及加亲水导丝无法通过闭塞病变，可以通过一些特殊的锐性器械辅助提高手术成功率[5-11]。一般，简单的方法是用相对尖锐的 0.035″或 0.018″亲水导丝尾端硬头穿过闭塞病变。如果失败，可以用一种特殊形状的穿刺针辅助穿过闭塞段，如 Ross modified Colapinto Needle（Cook Medical, Inc., Bloomington, IN, US）（图 11-3a）、Rosch-Uchida 经颈静脉肝内介入套装（Cook Medical, Inc., Bloomington, IN, US）（图 11-3b）、BRK 房间隔穿刺针（St.Jude Medical Inc., St.Paul, MN, US）（图 11-4）及 PowerWire 射频导

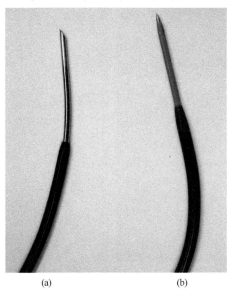

(a)　　　　　　　　　　(b)

图 11-3　用于锐性再通的 Ross modified Colapinto Needle（a）和 Rosch-Uchida 经颈静脉肝内介入套装（b）。16G 的 Ross modified Colapinto Needle 外套 10Fr 导管经 10Fr 鞘导入。Rosch-Uchida 套装包括装在 5Fr 导管内的 21G 探针，外以 14G 的硬管支撑，整个套装装在 10Fr 导管内，经 10Fr 鞘导入

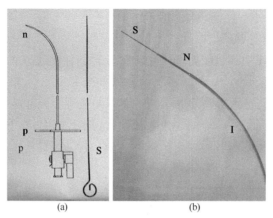

图11-4　用于锐性再通的 BRK Transseptal needle。a. 针套上底板箭头指向标明了针的弧度方向。探针（s）方便穿刺针进入针套。尖端为斜面的 18G 针（n）用于穿刺。b. 装配好的针包括探针、穿刺针（N）及外套扩张器（I）

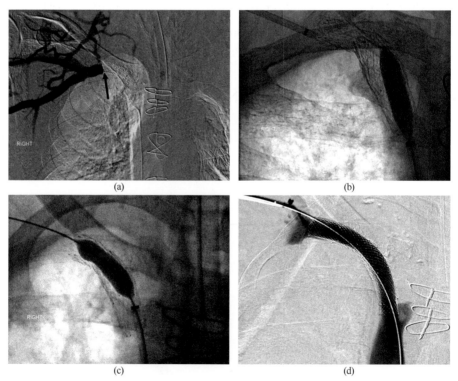

图11-5　76 岁病患者，右上臂 AVF，锁骨下静脉闭塞支架置入术后，右上肢肿胀。a. 右肱静脉置入 7Fr 鞘并造影显示右锁骨下静脉支架闭塞（箭头）。右股总静脉置入 70cm，9Fr 长鞘至上腔静脉。b. 再球囊导管支撑下，Stiff 导丝通过闭塞部位。c. 12mm 高压球囊扩张支架内闭塞段锁骨下静脉。d. 置入 12mm×60mm Wallstent，12mm Atlas 球囊扩张，术后显影通畅

丝（Baylis Medical Company Inc.，Montreal，QC Canada）和 Outback-LTD 导管（Cordis Corp，Fremont，CA，US）[12]。改良版 Ross Colapinto 穿刺针直径 16G，置于 10Fr 导管中，通过 10Fr 血管鞘引入。其针尖设计有 30° 角弧度可使其便于穿越闭塞区域。Rosch-Uchida 经颈静脉肝内介入套装被用于 TIPS 术的门静脉入路，也可用于锐性穿刺。收在 5Fr 导管内的套管针探针（0.038″）配合一根 10Fr 的加强导管使穿刺纤维化闭塞静脉变得更容易。BRK 房间隔穿刺针通常用于打通心脏房间隔的隔膜，同样也可用于闭塞病变的锐性开通。它由一根接受 0.018″ 导丝的穿刺针、一根探针和一个扩张器组成。穿刺针的远端是弯曲的以便于调整穿刺方向，对准抓捕器并避开重要解剖结构（图 11-6）。该系统使用 7Fr 的血管鞘。当传统及锐性再通均失败时，可以选用 PowerWire 射频导丝，通过将射频能量传递到无创的导丝尖端以开通血管。Outback-LTD 导管被用于从内膜下返回血管真腔，同样可用于阻塞头臂静脉的血管重建[13]。

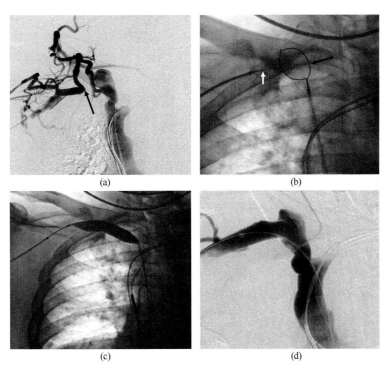

(a)　　　(b)

(c)　　　(d)

图 11-6　右上臂动静脉，右锁骨下静脉闭塞伴右上肢肿胀的锐性再通。a. 经贵要静脉右上肢静脉造影显示右锁骨下静脉闭塞，经侧支左头臂静脉显影。b. 常规经贵要静脉入路，0.018″ 及 0.035″ 导丝软头及硬头在椎动脉导管的配合下通过闭塞病变失败，用 BRK 针锐性开通。穿刺针经贵要静脉 6Fr 鞘导入，朝向放置在通畅的右头臂静脉起始处的抓捕器穿刺，注意向前穿刺避免损伤动脉。通过抓捕器经股静脉引出导丝。c. 置入 0.035″Amplatz 导丝，分别用 4mm、12mm、14mm 直径球囊导管递次扩张。d. 置入 14mm×40mm Wallstent 支架，造影显示锁骨下静脉通畅，上肢肿胀缓解

锐性再通的穿刺点选择同传统再通一致，贵要静脉、股静脉或大隐静脉是常用的穿刺点。在贵要静脉、股静脉或大隐静脉分别置入 6Fr 和 7Fr 的血管鞘后，分别导入导管至闭塞病变的两端。通过前后位及斜位造影评估阻塞区域的长度和方向。在闭塞中心静脉的近心端置入抓捕器，从贵要静脉或颈静脉入路用导丝尾端硬头完成锐性再通。如果失败，则用一种特殊的穿刺针穿刺再通。

锐性再通的要点：在导管辅助下，从闭塞病变的远心端用导丝尾端硬头通过，间断向前加力，导丝通过闭塞部位后，它会顺滑地通过头臂静脉并进入上腔静脉。如遇阻力，撤回导丝，调整角度，导丝再次慢慢地向前推动，重复前面的操作。导丝顺利通过后，导管跟进，造影确认导丝位于头臂静脉和上腔静脉。新的亲水交换导丝从贵要静脉穿行至上腔静脉，并通过经股静脉鞘引入的抓捕器引出导丝。这样利于经股静脉路径球囊扩张。

如果亲水导丝尾端硬头无法从贵要静脉或股静脉入路穿过闭塞区域，那么可用 BRK 房间隔穿刺针穿刺通过闭塞区域。当从腋静脉入路开通右锁骨下静脉闭塞时，为避免动脉损伤，穿刺针应向前直接对准放置在右颈内静脉和头臂静脉交界处的抓捕器。

当再通左锁骨下静脉闭塞时，可以尝试从左前臂中上段的贵要静脉入路插入 7Fr×45cm 长鞘。再在股静脉插入 7Fr×45cm 长鞘，并至左头臂静脉。将 15mm 直径的抓捕器放在左颈内静脉汇入锁骨下静脉的闭塞处。闭塞区段和左锁骨下动脉及内乳动脉之间的关系要仔细评估，以免穿刺误伤动脉血管。穿刺针的方向要在透视下前后位和多个斜位角度反复评估。将抓捕器作为目标，BRK 房间隔穿刺针探针朝向抓捕器。撤回探针，将 V-18 导丝置入左头臂静脉、上腔静脉至右心房。穿刺针穿刺路径经由 5Fr 血管内超声导管或造影明确是否有静脉穿孔。用抓捕器将导丝从股静脉引出，至此，完整的通路通过导丝已经建立。接着用 4 ~ 6mm 小口径球囊预扩闭塞血管，方便导管、血管鞘通过，再次确认没有造影剂溢出，用 8 ~ 10mm 的球囊导管再次扩张，确认没有造影剂溢出后，用 12mm 球囊扩张。

头臂静脉和上腔静脉的再通方法同前，先用小球囊预扩，不过最后一次的球囊扩张直径要分别达到 14mm 和 16mm。常用的高压球囊导管有 Conquest（Bard peripheral vascular，Tempe，AZ，US） 和 Mustang（Boston Scientific Corp，Marlborough，MA，US）。先用切割球囊扩张（8mm×20mm 切割球囊导管，Boston Scientific Corp，Marlborough，MA，US），再用更大的球囊导管扩张，如 Altas 球囊导管（Bard peripheral vascular，Tempe，AZ，US）可以分别扩张头臂静脉和上腔静脉至 14mm 和 16mm。

　　球囊扩张术后，通常需要置入支架以保持再通血管的通畅。球囊扩张支架（Palmaz stent，Cordis Corp，Fremont，CA，US 或 iCAST，Atrium Medical Corp.，Hudson，NH，US）和自膨式支架（Wallstent，Boston Scientific Corp，Marlborough，MA，US）都可以用于头臂静脉和上腔静脉闭塞的治疗。在头臂静脉置入支架时，支架位置尽量不超过颈内静脉和锁骨下静脉连接处，以保持两支静脉的通畅。覆膜支架用以处理有症状的血管穿孔。如果头臂静脉和上腔静脉都置入支架，即不需覆盖奇静脉。

　　完成血管成形术和支架置入术后，重新测量跨越闭塞部位的静脉压梯度并行完整的静脉造影。如果残余狭窄并仍存在显著的静脉压梯度，需选择更大直径的球囊导管再次行球囊扩张。如果球囊扩张后血管回缩，须置入支架。

　　支架闭塞再通可用同样的技术。如果支架的外周端延伸到其属支静脉，通过支架内的缝隙再通。一旦经缝隙通过支架至腋静脉，用高压球囊导管扩张。有时需要在支架内再置入支架保持支架通畅。

　　锐性再通技术步骤：

　　（1）前几步同传统再通技术。

　　（2）通过大隐静脉或股静脉置 7Fr 血管鞘至闭塞部位。

　　（3）置入 15mm 或 20mm 的抓捕器。

　　（4）如果是锁骨下静脉闭塞，将另一 7Fr 的导管鞘经贵要静脉置入闭塞部位的远端。

　　（5）如果是头臂静脉或上腔静脉闭塞，将另一根 7Fr 或更大的导管鞘从颈静脉置入。

　　（6）分别在前后位及斜位透视下使穿刺针和抓捕器在最佳的排成直线的位置。

　　（7）穿刺针穿刺闭塞病变。

　　（8）导丝通过穿刺针。

　　（9）4Fr 或 5Fr 导管通过闭塞病变。

　　（10）导管内注射造影剂确定导管在血管腔内。

　　（11）闭塞部位造影明确无造影剂外渗。

　　（12）将血管鞘穿过闭塞病变。

　　（13）如有条件，血管内超声检查闭塞区段。

　　（14）先用小口径球囊预扩。

　　（15）造影确认病变部位没有造影剂外渗。

　　（16）用更大的球囊进行扩张（锁骨下静脉闭塞时使用 10mm 和 12mm 球囊）

　　（17）如果血管 PTA 后回缩则置入支架（锁骨下静脉用 14mm 的支架）

　　（18）注射造影剂，完整评估通路血管。

（19）同期治疗合并的 AVF 或 AVG 其他部位的重度狭窄。

六、潜在并发症

中心静脉再通过程中最严重的并发症是血管穿孔引起的血胸、纵隔血肿、心脏压塞、胸骨后不适、心律不齐、球囊破裂和支架移位。远期并发症包括支架内再狭窄、支架内再闭塞、支架移位。透视和心电监护可以帮助锐性再通中心静脉闭塞时防止心包穿孔的发生。可通过球囊扩张、切割球囊扩张或支架置入术再干预。

七、术中监测

术中必须进行生命体征监测（第六章详细叙述），密切注意任何提示血管穿孔破裂的胸痛症状。

八、术后治疗

术后治疗与球囊扩张静脉病变的术后治疗相同。笔者建议抗凝治疗数月（如果患者一直处于高凝状态则需要服用更长时间或者终身），一般选用小剂量的阿司匹林 ± 西洛他唑。术后 4 个月静脉造影复查，再次狭窄和再次闭塞十分常见。

九、总　　结

应用球囊扩张术和支架置入术等腔内治疗开通闭塞中心静脉对血液透析患者来说安全有效，可以延长血液透析通路的使用寿命，术前横断面造影成像及成熟的腔内治疗技术是手术成功的保障。通常采用双向入路到达阻塞病变和多角度透视下操作。术中、术后必须监测生命体征。反复、多次腔内治疗有助于保持中心静脉闭塞的通畅，保持血液透析通路的畅通。

参 考 文 献

1. Farrell T, Lang EV, Barnhart W. Sharp recanalization of central venous occlusions. *JVIR*. 1999; **10**: 149–154.
2. Verstandig AG, Bloom AI, Sasson T, Haviv YS, Rubinger D. Shortening and migration of Wallstents after stenting of central venous stenosis in hemodialysis patients. *Cardiovasc Intervent Radiol*. 2003; **26**: 58–64.

3. Lorenz JM. Use of stents for the maintenance of hemodialysis access. *Semin Intervent Radiol.* 2004; **21**(2): 135–140.

4. Surowiec, SM, Fegley AJ, Tanski WJ, *et al.* Endovascular management of central venous stenoses in the hemodialysis patient: results of percutaneous therapy. *Vasc Endovascular Surg.* 2004; **38**(4): 349–354.

5. Honnef D. Wingen M, Gunther RW, Haage P. Sharp central venous recanalization by means of a TIPS needle. *Cardiovasc Interv Radiol.* 2005; **28**: 673–676.

6. Haage P, Günther RW. Radiological intervention to maintain vascular access. *Eur J Vasc Endovasc Surg.* 2006; **32**: 84–89.

7. Levit RD, Cohen RM, Kwak A, Shlansky-Goldberg, Clark TW, *et al.* Asymptomatic central venous stenosis in hemodialysis patients. *Radiology.* 2006; **238**: 1051–1056.

8. Kim YC, Won JY, Choi SY, *et al.* Percutaneous treatment of central venous stenosis in hemodialysis patients: long-term outcomes. *Cardiovasc Intervent Radiol.* 2009; **32**(2): 271–278.

9. Ozyer U, Harman A, Yildirim E, Aytekin C, Karakayali F, Boyvat F. Long-term results of angioplasty and stent placement for treatment of central venous obstruction in 126 hemodialysis patients: a 10-year single-center experience. *AJR Am J Roentgenol.* 2009; **193**: 1672–1679.

10. Kundu S, Central venous obstruction management. *Semin Intervent Radiol.* 2009; **26**: 115–121

11. Athreya S, Scott P, Annamalai G, Edwards R, Moss J, Robertson I. Sharp recanalization of central venous occlusions: a useful technique for haemodialysis line insertion. *Br J Radiol.* 2009; **82**: 105–108.

12. Anil G, Taneja M. Revascularization of an occluded brachiocephalic vein using Outback-LTD re-entry catheter. *J Vasc Surg.* 2010; **52**: 1038–1040.

13. Anaya-Ayala JE, Smolock CJ, Colvard BD, Naoum JJ, Bismuth J, *et al.* Efficacy of covered stent placement for central venous occlusive disease in hemodialysis patients. *J Vasc Surg.* 2011; **54**: 754–759.

Jackie P.Ho

梁刚柱译

第十二章

窃血综合征的预防、诊断和处理

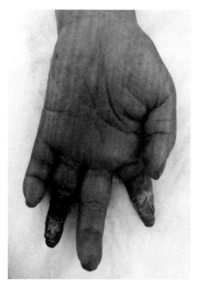

图 12-1　左手环指坏疽的 DASS 患者手部照片

透析相关性窃血综合征（dialysis associated steal syndrome，DASS）由血管通路建立后血液分流导致肢体远端组织血流灌注不足引起[1]。DAAS 是血管通路建立后最严重的并发症之一。依据缺血的情况和严重程度可以分为以下 3 个级别[2]。

1 级：轻度缺血（表现为肢体发凉，极少有其他缺血症状，阻断瘘管增加远端血流灌注后可见明显的循环变化），不需特殊处理。

2 级：中度缺血（在透析时出现间断缺血症状），某些情况下需要处理。

3 级：重度缺血（静息痛／组织坏死）（图 12-1），必须进行处理。

DASS 可出现在内瘘建立的早期或晚期。DASS 常常出现在 AVG 建立的早期或 AVF 建立之后瘘管扩张或成熟后[3]。

在肢体建立血管通路后，肢体远端的血流灌注受到以下几方面影响。

（1）肢体原来的血供情况：取决于肢体整个动脉系统的管腔大小和通畅程度。

（2）内瘘的分流血量：取决于内瘘吻合口的大小、内瘘血管或人工血管的直径及动脉流出道的阻力情况。

（3）机体的适应能力：取决于自体动脉远端阻力降低后其自身及侧支循环扩张的能力。

在血管通路建立后的各个阶段 DASS 的预防措施、处理指征和注意事项总结见下框。

术前	术中	术后
评估发生 DASS 的风险 辨识高危病人 制定预防 DASS 的手术计划 解除动脉阻塞	根据术中情况判断和决策以避免 DASS	辨识早发和迟发 DASS 找出发生 DASS 的原因 根据病人的情况设计手术方案

一、DASS 的预防

DASS 的总体发生率为 4% ～ 10%。糖尿病、女性、以肱动脉作为内瘘流入道、侧侧吻合、周围血管疾病及之前曾多次建立血管通路是发生 DASS 的危险因素[4,5]。在亚洲，糖尿病肾病是肾衰竭的主要原因[6]。血管通路医师在糖尿病高发地区开展工作时，必须要在 DASS 的预防、诊断和处理方面多加注意。如果将肱动脉作为血管通路的流入道，那么发生 DASS 的风险较高（可以高达 20%），而将桡动脉[7]或者腋动脉作为流入道建立血管通路，那么发生 DASS 的风险则相对较低。因此在肱动脉建立血管通路的时候，医师必须对吻合口的大小作出严格的判断。

1. 术前评估和计划 检查桡动脉、尺动脉的脉搏及 Allen 试验是最基本的动脉评估。如果肱动脉、桡动脉和尺动脉的搏动都存在但是比较微弱，那么必须要对比双上肢肱动脉压力来判断锁骨下动脉有无狭窄。

许多中心已经将血管多普勒超声评估作为术前常规检查。检查程序应当包括腋动脉、肱动脉、尺动脉和桡动脉的直径评估，钙化程度评估，血流波形评估，以及判断拟行血管通路采用的肢体有无显著的血流动力学障碍（图 12-2）。

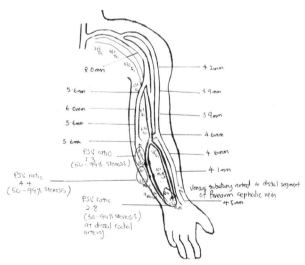

图 12-2 术前进行左上肢动脉和静脉系统的多普勒超声评估。有上肢动脉病变的患者，有着很高的 DASS 风险

如果体格检查提示或怀疑动脉疾病，进行指肱动脉指数（digital brachial

index，DBI）压力测定检查可以为评估提供客观的参数。如果患者 DBI 较低，那么发生 DASS 的风险相对较高，但是并没有一个 DBI 的标准指数来很好地预测窃血的发生 [8,9]。

对于有明确的多节段肢体动脉病变的高危人群，如果没有其他肢体可供选择来建立血管通路，那么可以考虑进行动脉造影来进一步评估病变，必要时进行球囊扩张（置入或不置入支架）解除动脉阻塞以便建立血管通路。如果患者还未进行透析，可以选择二氧化碳造影作为替代（见第六章）。如果条件允许，介入治疗可以和血管通路建立手术同时进行。

对于轻度动脉病变的患者（如无尺动脉搏动但 Allen 试验正常），可以按计划进行血管通路手术，需要将 DASS 的风险向患者进行告知，同时在手术过程中需要注意控制吻合口的大小。然而，如何将吻合口控制在合适的大小，既能满足内瘘的血流需要，又能保证手部和指尖的血流供应存在一定困难。

在一些情况下，肢体动脉的病变没有治疗或者治疗效果难以维持，同时没有其他肢体可供选择，可以考虑在病变近端建立血管通路。Jennings[10] 等报告了 30 例 DASS 高危患者采用了腋动脉作为流入道建立血管通路，这些患者的肱动脉、尺动脉和桡动脉搏动均不能触及，所有患者在通路建立后都没有出现 DASS。

2. 术中判断 在大多数情况下，在术前即刻进行快速的超声检查是有帮助的。如果通过超声检查发现计划进行手术部位的肱动脉只有 2mm 左右，那么应该取消手术或者选择更为近端的动脉作为流入道建立血管通路。

在上肢选择肱动脉进行血管通路手术发生 DASS 的风险最高。当肱动脉的直径较小（0 ～ 3mm）、桡动脉或尺动脉无搏动或者流出道静脉直径较大（> 3mm）时内瘘吻合口的大小应控制在 ≤ 4mm。主观判断动脉切开的尺寸是不准确的。术中可以采用消毒的纸尺来精确标识吻合口大小。如果计划行人工血管手术，采用 4 ～ 6 mm 或者 4 ～ 7 mm 锥形人工血管可以减少动脉切开长度与人工血管口径的不匹配程度。要注意到血管痉挛可以影响术中对肱动脉口径的判断。在血管分离之前对肱动脉进行超声评估则更为准确。可以通过血管扩张药物解除血管痉挛，给药方式可以选择在手术区域局部血管内注射（如罂粟碱）或者外周静脉内注射（如硝酸甘油）。

二、DASS 的诊断

DASS 的诊断主要依靠症状和体征。超声检查和压力实验可以提供血流动力学方面的信息，有助于进一步诊断。

在血管通路建立后即刻检查手指的颜色、指甲甲床毛细血管充盈及桡、尺动脉的搏动情况。如果不确定，可以利用脉搏血氧仪（手术室里常规配备）来检测手指氧饱和度和血流灌注状态。

如果发生 DASS，可以在术后即刻在手术室做一些补救工作来纠正。例如，吻合口过大时，可以打开切口重新做吻合。如果术者怀疑远端动脉在钳夹后闭塞，可以再次探查切口，解除动脉阻塞。

DASS 的典型临床表现包括皮肤苍白，肢体远端动脉搏动消失、发凉、疼痛，手部感觉异常，握拳无力及组织缺失（溃疡/坏疽）。2 级 DASS 表现为透析过程中出现手指的疼痛。少数情况下，DASS 如果仅表现为手部感觉异常，有时难以与术后早期神经损伤导致的手部感觉异常症状鉴别。

对于症状不典型的患者，手指压力或 DBI 检查可以提供血流灌注压力的相关信息，有助于进一步明确诊断。动脉系统的双功超声检查和动静脉吻合口的血流检查可以为确定诊断提供重要信息，同时可以提示产生 DASS 的原因，为治疗提供帮助。

迟发型 DASS 少见。在血管通路建立后的临床随访中应当纳入 DASS 相关的症状和体征评估。

在发生 DASS 的肢体进行动脉造影检查是必要的。造影可以发现某些导致 DASS 的病变，如上肢动脉系统的闭塞、吻合口尺寸过大、瘘管引流静脉的高流量分流状态、存在多个静脉流出道及动脉口径过小。如果条件允许，可以在手术室一期行手术治疗，如发现存在动脉闭塞时可以同时进行腔内治疗或流出道静脉过多时在局部麻醉下行引流静脉结扎术。

三、DASS 的治疗

1. 治疗目标 纠正肢体缺血症状和保留血管通路。

结扎瘘管是纠正 DASS 最简单的方法，但是结扎瘘管必定会牺牲一条有价值的血管通路。另外，对于有 DASS 病史的 ESRF 患者，再次建立血管通路后发生 DASS 的风险仍然较高。

对于 1 级 DASS，可以采用观察的方法。通常情况下，轻度缺血的症状可以通过侧支循环的建立而缓解。不过我们必须在观察的过程中严密监测。要对患者进行健康教育，让患者认识到窃血综合征，让他们在症状加重早期报告给医务人员。

对于 2 级和 3 级 DASS，需要进行干预或者手术来纠正或者减轻缺血导致的不良后果。

2. 针对 DASS 不同的原因和情况，有下列多种方法可供选择。

动脉闭塞的腔内治疗
桡动脉远端结扎或栓塞
瘘管戴戒环缩术
结扎流出道静脉中的一条
缩小吻合口
采用更远端的动脉作为流入道（RUDI）
采用更近端的动脉作为流入道（PAI）
远端动脉再血管化联合间隔结扎（DRIL）
远端动脉再血管化不进行间隔结扎

3. 手术医师计划治疗方案时需要回答以下问题

（1）原因是什么：可能的原因包括近端动脉闭塞导致的流入道问题，桡动脉或尺动脉闭塞，手掌动脉弓和指动脉病变，反流到桡动脉的血流量过大，与相对较大口径的瘘管相比供血动脉口径过小，吻合口过大，高流量瘘管，过多的流出道静脉或者存在以上多种病变。

（2）DASS 的严重程度：2 级 DASS 表明手掌和手指的血流低灌注情况不严重。通过调整，稍稍改变血流动力学平衡也许就足以缓解症状。然而在一些组织坏死的病例中，需要对血流进行更大的调整（常常需要进一步手术干预）。

（3）患者的一般情况：判断患者的情况是否能耐受进一步手术。

4. 各种治疗方法的适应证及禁忌证

（1）动脉闭塞的腔内治疗：锁骨下动脉狭窄或闭塞并不少见，左侧发生率大于右侧。由于术前常规双功超声检查的广泛应用，许多近端流入道动脉病变在内瘘建立之前都可以被发现。但也有不能发现病变的情况发生。锁骨下动脉病变可以通过肱动脉逆向入路 ± 股动脉逆向入路进行处理。锁骨下动脉球囊扩张 ± 支架置入术的远期效果良好。

在老年患者和糖尿病患者中，桡动脉和尺动脉的钙化狭窄更为常见。这种病变可以通过肱动脉顺行入路进行处理，肱动脉穿刺可以通过超声引导，穿刺点位于肘横纹近端（在这个部位肱动脉比较表浅，并且距离肱动脉分叉有合适的距离）。在治疗桡动脉和尺动脉的病变时，推荐选择 0.014″ 系统的导丝和球囊。球囊扩张可以有效增加桡动脉或尺动脉的血流，但是再狭窄较为常见。

在腔内治疗后，即使 DASS 完全缓解，仍然需要常规监测 DASS 是否复发并监测动脉系统。为了维持长期通畅，常常需要重复进行球囊扩张来治疗病变。

（2）远端桡动脉结扎或栓塞（对于桡动脉 - 头静脉内瘘）：桡动脉 - 头静脉内瘘建立后，远端桡动脉反向血流是常见的情况。然而，在如指动脉等小动脉病变的患者中，DASS 的诊断依据是造影显示尺动脉通过手掌动脉弓逆流向桡动脉和瘘管，同时指动脉显影较差。为了检查桡动脉闭塞的影响，需要用手按压吻合口远端桡动脉并重复造影来观察指动脉的血流情况。桡动脉的逆向血流可以通过外科结扎或栓塞吻合口远端的桡动脉来纠正（图 12-3）[11]。

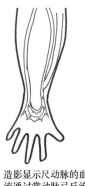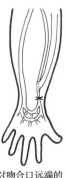

造影显示尺动脉的血流通过掌动脉弓反流至桡动脉，而指动脉几乎不显影

对吻合口远端的桡动脉进行结扎之后，指动脉血供改善

图 12-3　结扎吻合口远端桡动脉后血流改变情况示意图

（3）瘘管戴戒缩窄及结扎引流静脉中的一条：以上两种方法都是用来处理由于瘘管管腔过大或者有多个静脉流出道造成的高流量分流问题（如侧侧吻合，肘正中静脉同时向头静脉和贵要静脉分流）。瘘管的高流量分流可以通过双功超声检查来诊断。动脉造影是更为准确的方法，可以发现造影剂主要流向瘘管而不是吻合口远端的动脉。按压瘘管造影可以发现远端动脉造影剂显影增强。

可以采用一些方法对瘘管进行处理，以增加血流到大口径瘘管的阻力及降低分流到瘘管的血流量。方法包括在靠近吻合口的引流静脉进行缝合，人为缩窄瘘静脉，之后在外周用 PTFE 材料的条带捆绑一圈进行戴戒环缩（图 12-4a）[12]，或者采用很小创伤的"腔内辅助捆束术（MILLER）"（图 12-4b）[13]。推荐术中血流监测 [14] 瘘管血流量的降低，以及桡动脉、尺动脉血流增加情况以评估治疗的有效性，并避免矫枉过正导致的瘘管失功。捆绑法多适用于处理较重的 2 级 DASS 或者较轻的 3 级 DASS。对于那些组织坏死较重的 DASS，这种血流再分布不足以解决问题。

对于流出道静脉过多的情况，结扎其中一条流出道静脉可以增加瘘管的阻力及降低瘘管血流量。

有时在进行动脉造影时可以发现同时存在动脉闭塞的情况。可以在处理瘘管流出道问题同期进行动脉腔内治疗，有助于改善手部的血流供应。

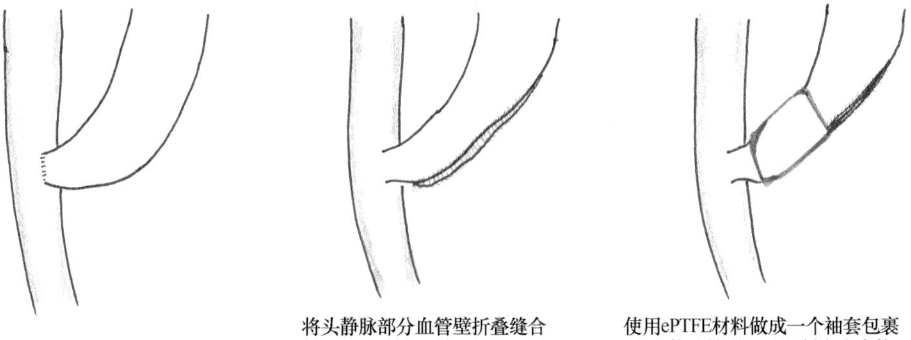

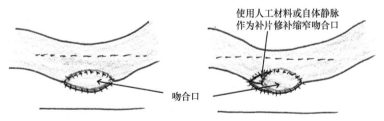

将头静脉部分血管壁折叠缝合
以缩窄管腔

使用ePTFE材料做成一个袖套包裹
在头静脉外侧，以限制未来瘘静
脉再一次扩张

(a)

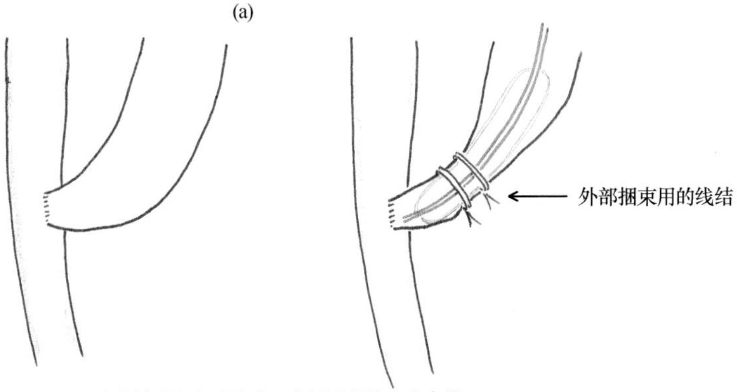

← 外部捆束用的线结

MILLEN腔内辅助捆束法缩窄。使用球囊作为内支撑
（同时用于确定拟限定的管径），在血管外缝线捆绕束扎血管管腔

(b)

图 12-4 增加瘘管阻力的不同方法

使用人工材料或自体静脉
作为补片修补缩窄吻合口

← 吻合口

图 12-5 简图：缩小动静脉吻合口的方法

（4）缩小吻合口：在重度钙化的动脉建立内瘘时往往会将吻合口做得比平时更大。吻合口的尺寸可以通过动脉造影来评估。翻修缩小吻合口可以降低瘘管的血液分流（图 12-5）。然而肱动脉直径较小时（＜3mm）这种处理方法没有效果。

（5）利用远端动脉作为流入道动脉进行翻修（revision using distal inflow，RUDI），利用近端动脉作为流入道进行翻修（proximalization of arterial inflow，PAI），远端动脉再血管化联合间隔结扎（distal revascularization and interval ligation，DRIL），远端动脉再血管化不进行间隔结扎（distal revascularization without interval ligation）。

这四种方法包含了不同程度的吻合口翻修或者旁路手术。以肱动脉 - 头静脉内瘘为例，每种手术的原则在下文的简图中都进行了说明。

1）RUDI[15] 手术是在原肱动脉的吻合口远端建立新的吻合口（吻合口选择在肱动脉分叉处以远 2 ～ 3cm 的桡动脉或尺动脉），以达到将更多血流分流回动脉系统的目的（图 12-6）。这种手术要求有通畅的桡动脉、尺动脉及手掌动脉弓。需要在拟流入道动脉阻断的情况下进行手掌动脉弓血流的多普勒或双功超声检查。手术方式是将一段直径比原瘘管流出道静脉更小的静脉在近端桡动脉或尺动脉重新做吻合来建立瘘管。这段静脉可以从头静脉的分支获取，也可以从前臂合适口径的贵要静脉获取，也可以利用大隐静脉或肱静脉进行转位手术。RUDI手术不适合桡动脉和尺动脉有广泛闭塞性病变的患者，以及手部血管非常细小的患者。

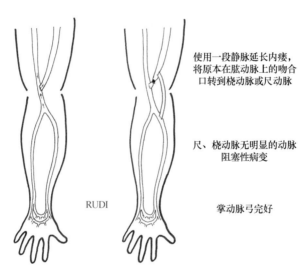

使用一段静脉延长内瘘，将原本在肱动脉上的吻合口转到桡动脉或尺动脉

尺、桡动脉无明显的动脉阻塞性病变

掌动脉弓完好

RUDI

图 12-6 翻修使用远端动脉作为流出道（RUDI）手术示意图

2）PAI[16] 手术是将原有的吻合口结扎，同时将吻合口引流静脉与腋动脉利用人工血管连接起来（图 12-7）。近端动脉作为血管通路建立的流入道具有更好的适应能力（扩张性），可以增加整个上肢的血流供应。这种手术适合上肢有广泛动脉病变或者全身动脉均细小的患者。然而，这种手术实际上是将 AVF 手术转换到了 AVG 手术因此不再具备自体静脉通畅率更佳的优势了。如果本身可以建立内瘘的血管资源稀少并且内瘘功能良好，PAI 并不是一个好的选择，特别是患者预期寿命较长时。

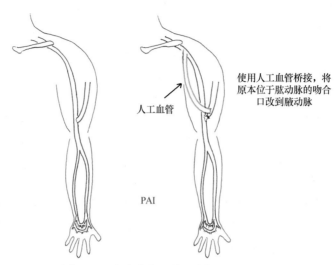

人工血管

使用人工血管桥接，将原本位于肱动脉的吻合口改到腋动脉

PAI

图 12-7　将动脉流出道近端化（PAI）术式

3）远端血管再血管化[17]联合或不联合间隔结扎术指采用一段静脉实施瘘管吻合口近端动脉到远端肱动脉旁路移植，将近端动脉血流分流到远端动脉（图12-8）。通常选取自体大隐静脉倒置作为旁路移植的材料。不推荐使用人工血管。这种方法可以有效增加肢体的血流供应并且缓解肢体缺血症状[17, 18]，尽管是否进行间隔结扎存仍然在争议[19]。由于这种手术属进行血管旁路手术，之前建立的瘘管并没有受到影响。文献报告显示，这种手术内瘘通畅率良好。有一点顾虑是，在进行旁路手术时会损伤动脉，以及在血管旁路阻塞时会加重缺血症状。一些专科中心报告人工血管旁路通畅率满意[19, 20]。即使这样，DRIL 手术创伤较大，有

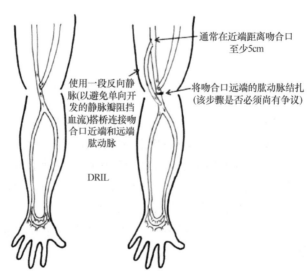

使用一段反向静脉(以避免单向开发的静脉瓣阻挡血流)搭桥连接吻合口近端和远端肱动脉

通常在近端距离吻合口至少5cm

将吻合口远端的肱动脉结扎(该步骤是否必须尚有争议)

DRIL

图 12-8　重建动脉血运并做节段性结扎（DRIL）手术示意图

潜在并发症风险[20]。这种手术对于肱动脉条件良好的年轻患者和身体状况转好的患者是不错的选择。DRIL对于身体条件不佳、肱动脉口径细小或钙化、手部和前臂存在广泛血管闭塞病变的患者不是好的选择。

（6）某些极特殊的情况：某些高危患者存在全身性动脉硬化，上肢动脉存在多节段的病变。结扎瘘管并转换到中心静脉导管透析是更安全的选择。

还会有其他的情况，一些身体条件较弱的长期血液透析的患者，就诊时出现多个手指较广泛的坏疽，导致具有手的功能丧失。某些医师建议结扎瘘管同时进行必要的截肢术或手部创面清创术。笔者观点有所不同。如果不能挽救具有功能的手，最好保留患者的血液透析通路。需要注意的是，要在保留血管通路同时进行必要的换药或者外科截肢手术。如果缺血的严重性影响了创面愈合，才会考虑结扎瘘管。

图12-9列出了外科医师在术前、术中及术后预防和处理DASS的流程。

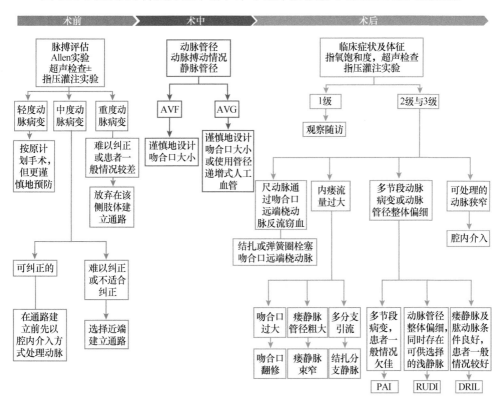

图12-9　列出了外科医师在术前、术中及术后预防和处理DASS流程图

病例12-1

患者，男，70岁。有糖尿病及糖尿病肾病、高血压、缺血性心脏病及外周动脉疾病。患者第一次为建立血管通路来诊时，已经采用了右侧颈内静脉中心静脉导管进行了1个月的血液透析。左侧桡动脉和肱动脉搏动良好但尺动脉搏动不存在。Allen试验阴性。左前臂桡动脉尺寸良好。

　　计划实施左侧桡动脉 - 头静脉内瘘。术中发现桡动脉钙化严重，但是头静脉条件良好。术中为患者建立了桡动脉 - 头静脉内瘘。术后发现左手指皮肤色泽正常，手部没有疼痛和麻木。患者遂返回。两周后随诊时患者主诉左侧中指和环指疼痛、麻木。采用超声引导下肱动脉顺行穿刺（图 12-10）造影，置入 4Fr 血管鞘。

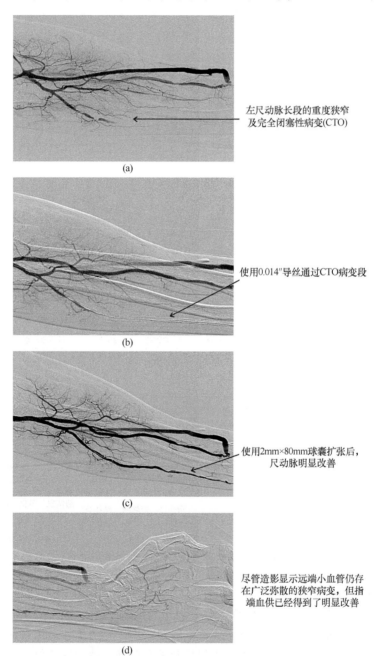

左尺动脉长段的重度狭窄
及完全闭塞性病变(CTO)

(a)

使用0.014″导丝通过CTO病变段

(b)

使用2mm×80mm球囊扩张后，
尺动脉明显改善

(c)

尽管造影显示远端小血管仍存
在广泛弥散的狭窄病变，但指
端血供已经得到了明显改善

(d)

图 12-10　患者左上肢动脉造影（a）、尺动脉成形术（b，c）及尺动脉成形术后动脉流出道情况（d）

尺动脉腔内成形术后，患者的手指缺血症状得到了缓解。未进行规律随访，3 个月后，患者再次来到了门诊，发现左手中指 2mm 的片状坏疽及左侧第 1 足趾的坏疽。左侧桡动脉 - 头静脉内瘘已经成熟并使用该瘘进行血液透析。但是透析中心报告动脉端穿刺针流量不足。为患者进行了左上肢和左下肢动脉造影检查。

左下肢动脉造影显示胫前和胫后动脉闭塞。在进行球囊扩张后，建立了直达足部的血流。在腔内治疗后，左侧足背和胫后的动脉搏动可触及。

通过肱动脉入路进行左上肢动脉造影（图 12-11a）。术中进行了靠近动静脉吻合口附近桡动脉和尺动脉的球囊扩张术（图 12-11b）。

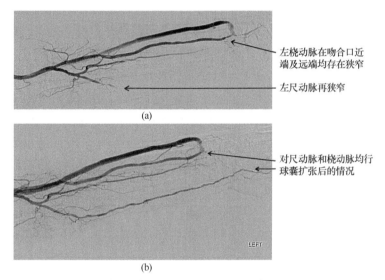

图 12-11　左上肢动脉成形术前（a）及术后（b）造影

患者左手指伤口在术后很快愈合。术后可以成功使用左侧桡动脉 - 头静脉内瘘透析，流量达 800ml/min。之后拔除中心静脉透析管。对左侧第 1 足趾的坏疽部分进行了多次清创治疗，去除了坏疽组织，2 个月后足趾伤口愈合。之后患者每两个月进行一次规律随诊，对有无手部症状复发进行检查。

> 腔内治疗为改善动脉供血提供了一种微创的手段，但是长期通畅率不佳，特别是远端口径较细的血管。

病例 12-2

患者，男，46 岁。患有糖尿病、高血压及糖尿病肾病。4 年前开始采用右侧桡动脉 - 头静脉内瘘进行透析。患者透析流量充足，但 6 个月前患者透析流量出现下降。瘘管造影结果见图 12-12。

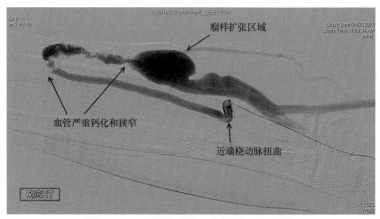

图 12-12　右侧桡动脉 - 头静脉 AVF 造影

　　对该例患者进行了吻合口及头静脉球囊扩张，但是改善有限。于是预约患者在 4 周后行右上肢 AVF 翻修手术。但是患者在预定手术日期前数日发生瘘管血栓形成。患者入院后进行了肘正中静脉和远端肱动脉的侧侧吻合，以保存部分前臂已经动脉化的瘘管引流静脉。术后继续使用内瘘进行血液透析，动脉端穿刺选择在前臂瘘管，静脉端穿刺选择在头静脉（图 12-13）。术后患者右手无异常，术后 2 天出院。

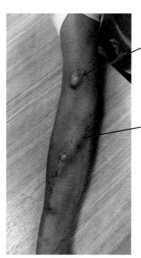

图 12-13　患者右上肢瘘管进行手术后 6 周的临床图片

　　3 个月后，患者因血液透析时右手示指疼痛返回门诊就诊，示指头端出现了片状坏疽（图 12-16a）。通过右侧股动脉逆行穿刺入路进行动脉造影。主动脉弓部及选择性动脉造影显示近端动脉无病变。

肘部和前臂动脉造影显示造影剂向瘘管大量分流（图12-14）。桡动脉和尺动脉显示不清。压迫吻合口再次行动脉造影（图12-15a），显示桡动脉血栓形成。尺动脉通畅无明显狭窄，但是血流缓慢。

通过一个小的切口断开肘正中静脉和贵要静脉的连接，再次重复动脉造影显示右手掌动脉弓显影较前改善（图12-15b）。患者手指疼痛在术后逐渐缓解。患者右手示指脉搏血氧饱和度为100%。其手指坏死部分逐渐缩小，两个月后愈合（图12-16b）。

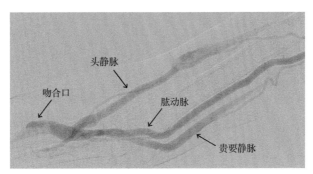

图12-14　左上肢瘘管造影显示造影剂主要分流向头静脉和贵要静脉。少量血流流向桡动脉和尺动脉

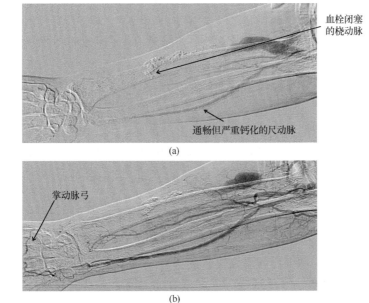

(a)

(b)

图12-15　压迫远端肱动脉-肘正中静脉内瘘吻合口时动脉造影（a），结扎贵要静脉后造影（b）

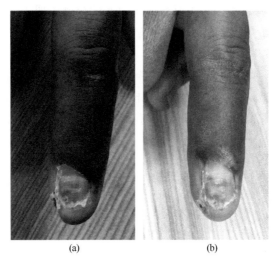

(a) (b)

图 12-16　右手示指片状坏疽（a），贵要静脉结扎 4 周后图片（b）

切断流出道静脉中的一支来增加向手部的血液分流。

病例 12-3

患者，男，62 岁。患有糖尿病及糖尿病肾病、高血压、缺血性心脏病。患者使用左侧桡动脉-头静脉内瘘进行了 3 年血液透析，1 个月前因吻合口狭窄行吻合口球囊扩张术。本次由于瘘管堵塞，患者难以完成透析而入院。临床检查发现患者瘘管震颤微弱。靠近吻合口的一段头静脉触诊较硬。左前臂头静脉血流通过肘正中静脉流向贵要静脉。超声检查发现贵要静脉的直径约 5mm，头静脉难以显示。

为了尽早建立功能性瘘管以避免中心静脉插管，通过侧侧吻合建立了左侧肱动脉远端-贵要静脉 AVF，同时进行了已经动脉化的贵要静脉转位手术。术中发现患者肱动脉存在广泛而严重的钙化，所以动脉切开的长度较以往稍大。术后左上肢头静脉的血流和转位的贵要静脉血流佳。患者左前臂有轻度肿胀。术后 2 天开始出现左手麻木症状。查体发现尺动脉的搏动可以触及，但比较弱，桡动脉搏动未触及。通过右侧股动脉逆行穿刺入路进行了左上肢动脉造影。造影显示造影剂主要流向扩张非常好的贵要静脉和前臂瘘管。桡动脉和尺动脉显影较差（图12-17）。压迫肱动脉-贵要静脉吻合口，再次造影未发现桡动脉和尺动脉有明显狭窄（图 12-18）。

再次对患者进行了手术治疗。采用以下两种方法来降低内瘘的血流量：①结扎已经发生狭窄的桡动脉-头静脉 AVF；②再次打开肘部的切口，在贵要静脉和肱动脉吻合口近远端用捆绑法缩小贵要静脉直径（直径 4mm 左右）（图12-19）。

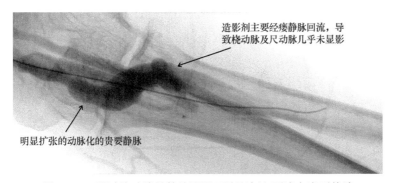

图 12-17　通过腋动脉导管造影显示造影剂主要流向贵要静脉

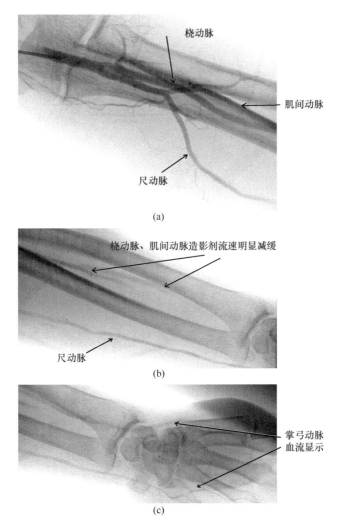

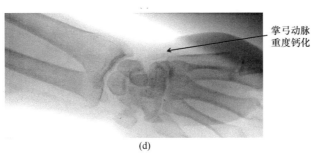

(d)

图12-18 将长导管（110cm）头端放置于远端肱动脉，压迫瘘管吻合口行左前臂（a,b）及手部（c）动脉造影。透视可见左手掌动脉弓钙化严重（d）

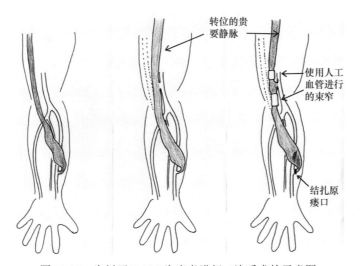

图12-19 为纠正DASS为患者进行二次手术的示意图

　　术后患者手部麻木症状消失。在等待贵要静脉内瘘血管成熟及前臂消肿期间使用右侧颈内静脉导管进行血液透析。3周后拔除了颈内静脉透析管。透析时采用前臂近端头静脉作为动脉端穿刺，采用转位的贵要静脉作为静脉端穿刺。患者一直使用该内瘘进行透析，直到3年后因为心肌梗死死亡。

　　在最初建立的内瘘失功后，在同侧上肢再次建立内瘘发生窃血的风险增加。医师必须在建立可以早期使用的内瘘和DASS的风险之间做出平衡。复合手术有助于平衡内瘘和手部之间的血液分流。

病例12-4

　　患者，女，62岁。患有糖尿病、糖尿病肾病、高血压、缺血性心脏病，2009年10月到血管通路门诊就诊。此前其已经使用右侧颈内静脉长期透析导管进行了3个月血液透析。患者右利手，体重41kg，身高150cm。对双上肢进行静脉血管地图的描记（图12-20）。

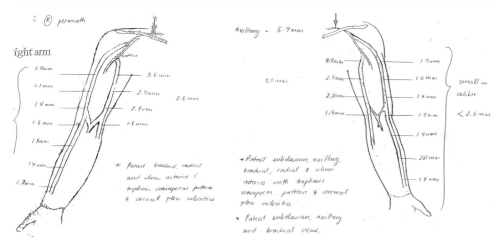

图 12-20　术前对双上肢动脉和静脉系统进行双功超声评估

临床检查发现双上肢无可见头静脉。左手腕部桡动脉及尺动脉均可触及。与患者就选择两阶段肱动脉 - 贵要静脉内瘘 / 贵要静脉转位手术还是选择肱动脉 - 贵要静脉人工血管手术进行了细致详细的讨论。为了减少中心静脉插管时间，最终决定选择进行肱动脉 - 贵要静脉人工血管手术。

手术在 2009 年 12 月进行。手术中分离肱动脉，见肱动脉细小，直径为 2mm。进一步评估发现患者肱动脉分叉部位较高，在肘窝可见桡动脉及尺动脉。相比桡动脉，尺动脉口径稍大（2mm），决定选择尺动脉作为流入道动脉建立内瘘。贵要静脉直径 2.8mm。选取 ePTFE 材料的 Gore-tex 4 ～ 6mm 锥形血管（W.L Gore，Flagstaff，AZ，US）在前臂做袢形内瘘。术后 AVG 血流量良好，但是患者主诉左手麻木。之后患者症状加重，出现了左手握拳无力。从肘上尺动脉到肘下尺动脉倒置大隐静脉（直径 2.5mm）旁路术进行治疗，没有采用间隔结扎术。术后患者左手麻木及无力的症状逐渐缓解。

2010 年 4 月和 10 月，患者因 AVG 闭塞两次入院。采用 Angiojet（Boston Scientific Co. MA，US）吸栓进行治疗。造影发现动脉吻合口、静脉吻合口、人工血管内及上肢中段贵要静脉狭窄。在 4 月入院后，对狭窄段病变进行腔内成形术，在贵要静脉狭窄段放置支架。11 月份，再次采用溶栓及腔内成形术进行治疗，但最终未成功。

在 2010 年 12 月，再次在上肢建立 AVG。此次采用超声定位肱动脉的分叉部位。在上臂定位处做切口，分离近端桡动脉及尺动脉。近端尺动脉直径为 3.5mm，桡动脉直径为 2.5mm。术中用无菌超声探头评估腕部和手部的动脉血流供应。同时分离近端贵要静脉（0 ～ 4mm）。在阻断近端尺动脉的情况下，测量鼻咽窝处桡动脉血流及腕部尺动脉血流。结果显示远端尺动脉血流信号只有轻度下降，鼻咽窝处桡动脉血流无变化。以近端尺动脉作为流入道，贵要静脉作为流出道，选取 PTFE 材料的 Gore-tex4 ～ 7mm 锥形血管（W.L Gore，Flagstaff，AZ，US）在上臂做襻形内瘘（图 12-21）。术后患者未再出现窃血症状。

2012 年 3 月患者发生人工血管血栓，实施取栓术并对人工血管和人工血管与静脉吻合口的狭窄进行了球囊扩张。但是，6 周后患者血栓复发。4 月 12 日再次进行手术。此次采用带支撑环的 ePTFE 的 Distoflo 人工血管（Impra；Bard Inc，Tempe，AZ，US）将动脉端的原人工血管与腋静脉作桥接（图 12-22）。

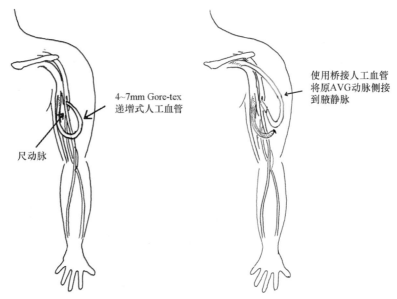

图 12-21　左侧近端尺动脉 - 贵要　　图 12-22　使用人工血管桥接将原尺
　　静脉襻形 AVG 示意图　　　　　动脉 - 贵要静脉 AVG 改为尺动脉 -
　　　　　　　　　　　　　　　　　腋静脉 AVG 的示意图

之后用该人工血管一直透析至 2013 年 6 月，再次发生血栓。用尿激酶进行溶栓及血栓抽吸术，之后进行人工血管内狭窄及人工血管与静脉端吻合口狭窄的球囊扩张。2013 年 9 月患者再次发生 AVG 通路问题难以进行透析，于是行瘘管造影（图 12-23）。

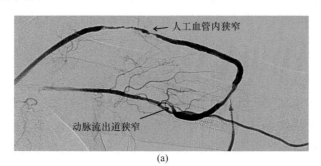

(a)

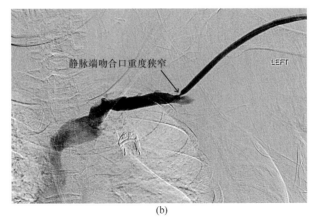

(b)

图 12-23　瘘管造影显示患者 AVG 多阶段狭窄

在肘部解剖肱动脉时发现肱动脉口径异常狭小时应当考虑到肱动脉分叉较高的可能。术前超声检查也有可能误判。采用近端动脉作为流入道可以降低 DASS 的风险。

此次分别自顺行入路和逆行入路置入两个血管鞘来处理动脉流入道、人工血管内狭窄和人工血管与静脉吻合口的狭窄。手术成功挽救 AVG 功能（图 12-24）。

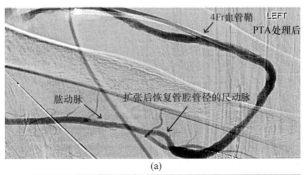

(a)

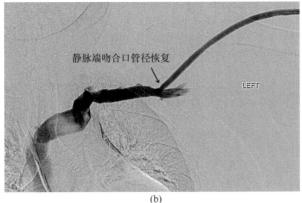

(b)

图 12-24　患者在球囊扩张后的最后造影

2013 年 12 月人工血管再次闭塞。当时患者同时主诉胸痛和呼吸困难。冠状动脉评估发现急性冠脉病变。所以当时未行人工血管溶栓和取栓手术。当时采用左侧颈内静脉长期透析管进行血液透析。之后患者转换为腹膜透析。

参 考 文 献

1. DeCaprio JD, Valentine RJ, Kakish HB, *et al*. Steal syndrome complicating hemodialysis access. *Cardiovasc Surg*. 1997; **5**: 648–653.

2. Sidawy AN, Gray R, Besarab A, *et al*. Recommended standards for reports dealing with arteriovenous hemodialysis access. *J Vasc Surg*. 2002; **35**: 603–610.

3. Lazarides MK, Staramos DN, Kopadis G, *et al*. Onset of arterial 'steal' following proximal angioaccess: immediate and delayed types. *Nephrol Dial Transplant*. 2003; **18**: 2387–2390.

4. Rocha A, Silva F, Queirós J, *et al*. Predictors of steal syndrome in hemodialysis patients. *Hemodial Int*. 2012; **16**(4): 539–544.

5. Davidson D, Louridas G, Guzman R, *et al*. Steal syndrome complicating upper extremity hemoaccess procedures: incidence and risk factors. *Can J Surg*. 2003; **46**: 408–412.

6. Report on International ESRD trend. *US renal data system* 2011.

7. Miller GA, Khariton K, Kardos SV, *et al*. Flow interruption of the distal radial artery: treatment for finger ischemia in a matured radiocephalic AVF. *J Vasc Access*. 2008; **9**: 58–63.

8. Papasavas PK, Reifsnyder T, Birdas TJ, *et al*. Prediction of arteriovenous access steal syndrome utilizing digital pressure measurements. *Vasc Endovascular Surg*. 2003; **37**: 179–184.

9. Valentine RJ, Bouch CW, Scott DJ, *et al*. Do preoperative finger pressures predict early arterial steal in hemodialysis access patients? A prospective analysis. *J Vasc Surg*. 2002; **36**: 351–356.

10. Jennings W, Brown R, Blebea J, *et al*. Prevention of vascular access hand ischemia using the axillary artery as inflow. *J Vasc Surg*. 2013; **58**: 1305–1309.

11. Miller GA, Khariton K, Kardos SV, *et al*. Flow interruption of the distal radial artery: treatment for finger ischemia in a matured radiocephalic AVF. *J Vasc Access*. 2008; **9**(1): 58–63.

12. Zanow J, Petzold K, Petzold M, *et al*. Flow reduction in high-flow arteriovenous access using intraoperative flow monitoring. *J Vasc Surg*. 2006; **44**: 1273–1278.

13. Miller GA, Goel N, Friedman A, *et al*. The MILLER banding procedure is an effective method for treating dialysis-associated steal syndrome. *Kidney Int*. 2010; **77**(4): 359–366.

14. Scheltinga MR, van HF, Bruyninckx CM. Surgical banding for refractory hemodialysis access-induced distal ischemia (HAIDI). *J Vasc Access*. 2009; **10**: 43–49.

15. Minion DJ, Moore E, Endean E. Revision using distal inflow: a novel approach to dialysis-associated steal syndrome. *Ann Vasc Surg*. 2007; **19**: 625–628.

16. Thermann F, Wollert U. Proximalization of the arterial inflow: new treatment of choice in patients with advanced dialysis shunt-associated steal syndrome? *Ann Vasc Surg*. 2009; **23**: 485–490.

17. Schanzer H, Schwartz M, Harrington E, *et al*. Treatment of ischemia due to "steal" by arteriovenous fistula with distal artery ligation and revascularization. *J Vasc Surg*. 1988; **7**: 770–773.

18. Walz P, Ladowski JS, Hines A. Distal revascularization and interval ligation (DRIL) procedure for the treatment of ischemic steal syndrome after arm arteriovenous fistula. *Ann Vasc Surg*. 2007; **21**(4): 468–473.

19. Huber TS. Treatment strategies for access-related hand ischemia. *Semin Vasc Surg.* 2011; **24**: 128–136.

20. Scali ST, Chang CK, MD, Raghinaru D, *et al.* Prediction of graft patency and mortality after distal revascularization and interval ligation for hemodialysis access-related hand ischemia. *J Vasc Surg.* 2013; **57**: 451–458.

第十三章
血液透析通路动脉瘤、假性动脉瘤及感染性并发症的处理

Jackie P.Ho
郁正亚 译

一、血管通路动脉瘤和假性动脉瘤

自体动静脉内瘘的动脉瘤和假性动脉瘤之间的界定并不十分明确。AVF 动脉瘤样变可因压力和血流的增加而自行发生（图 13-1）。此外，通常在 AVF 反复穿刺的区域出现局部血管壁全层结构薄弱并发生扩张（图 13-1）。严格意义上讲，这是一种假性动脉瘤，但在临床上其行为学上更类似动脉瘤。瘤体扩张相对缓慢，除非反复在局部穿刺导致皮肤侵蚀，否则破裂风险并不大，这种病变也可描述为 AVF 的动脉瘤样退化病变。另一种情况是内瘘管壁存在明确的缺损，从而在缺损的表面形成确定的假性动脉瘤（图 13-2）。该缺损是由于穿刺或介入操作创伤所致，常伴有潜在的内瘘狭窄或因内瘘深在而导致穿刺困难。这类假性动脉瘤扩张速度快，如不进行适当治疗其破裂风险高。

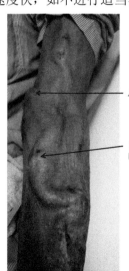

AVF真性动脉瘤

由于反复穿刺导致
的动脉瘤样退化病变

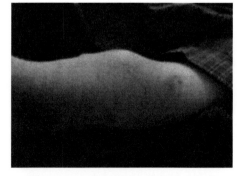

图 13-1　AVF 真性动脉瘤及由于反复穿　　图 13-2　由于穿刺引起的假性动脉瘤
　　　刺导致的动脉瘤样退化病变

大多数 AVF 真性动脉瘤不会发生破裂及血栓，一般无须干预。某些情况下动脉瘤的存在可能影响穿刺。临床医师需要与透析护士进行沟通并确定穿刺部位。

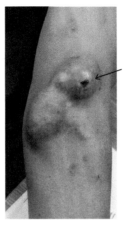

右BC AVF瘤样扩张表面皮肤溃疡

尽管 AVF 动脉瘤样退化病变很少破裂。但反复在同一区域进行穿刺，加之动脉瘤不断扩张，其表面皮肤将逐渐变薄甚至形成溃疡（图 13-3）。穿刺时应避免在皮肤已薄弱区进行，否则将导致溃疡、感染、出血或破裂。有时在动脉瘤

图 13-3　左侧 BC AVF 动脉瘤皮肤表面由于反复穿刺导致皮肤溃疡

样变邻近的 AVF 存在狭窄，动脉瘤内也可能会形成血栓。AVF 动脉瘤样退化病变区在长时期使用下可能是血栓形成的始发部位。此外，如多发动脉瘤样退化病变合并血栓形成的 AVF 的治疗具有挑战性，因其内部的血栓负荷量大，且为新鲜和陈旧黏附性血栓共存的混合性血栓。

有症状的 AVF 动脉瘤样变大部分需要开放手术治疗，少数患者可以进行血管腔内治疗。传统的外科手术包括切除动脉瘤样变部分，并利用间置血管移植恢复血流。Woo 等[1] 报道其治疗 19 例症状性动脉瘤的外科手术翻修，动脉瘤直径 4～7cm，未使用间置移植血管。症状性动脉瘤指血栓形成、皮肤破损、感染、出血或伴随流量下降。外科修复包括切除冗长的血管、缩减直径并重建内瘘。除 1 例患者外其他患者手术后 14 个月均维持一期通畅。Hossny[2] 报道采用部分动脉瘤体切除术治疗 14 例患者，共 29 处症状性 AVF 动脉瘤样变。AVF 挽救率 100%，但 9 例患者需要临时中心静脉导管进行短暂过度。Peden[3] 建议，对于 1 个以上的大型动脉瘤样变采用分期动脉瘤缩缝术以保留足够的长度进行穿刺并避免中心静脉插管。术前或术中应进行详细的多普勒超声或血管造影检查以排除潜在的狭窄病变。另有少数系列报道[4] 采用自膨覆膜支架治疗 AVF 动脉瘤样退化病变。该技术面临的主要问题是 AVF 动脉瘤处于不断变化、逐渐增大的过程中，可能导致锚定区扩张，以及支架两端锚定区直径存在大的差异。

AVF 假性动脉瘤存在明确的通路管壁缺损，其扩张、出血和破裂的风险很大。这类病变的出现通常也伴随穿刺困难。此类患者几乎均需要治疗。此外，治疗方法与 AVF 动脉瘤样退化病变类似，通常主要以开放手术治疗为主。此外，必须通过影像学检查了解潜在狭窄。如果通路可以挽救，则需同时处理假性动脉瘤和狭窄性病变。AVF 假性动脉瘤常伴发炎症反应并可能存在细菌感染。若怀疑感染，手术前应使用抗生素治疗、暂停通路使用，密切观察。如果血管壁的缺损小，周围组

织健康，则可在止血带控制出血或用手指控制流入和流出道血流的情况下对缺损部位进行简单的折叠缝合。如果缺损较大但周围组织仍然健康，则可使用静脉或心包补片进行修补。切口应垂直于补片，避免占据内瘘表面过多的穿刺部位。如果假性动脉瘤已经发生感染并形成脓肿，应结扎切除内瘘并引流脓肿。是否同期间置移植血管或二期建立内瘘取决于脓肿的严重程度和范围、周围皮肤质量及可获得血管的情况。病例 13-1 采用血管腔内技术治疗非感染性假性动脉瘤，未使用覆膜支架。

病例 13-1

患者，男。患有糖尿病，ESRF，使用左上臂新建立的成熟 BC AVF 进行血液透析。透析护士报告左臂肿胀且穿刺困难。临床及超声检查发现前臂中部假性动脉瘤，无感染迹象。患者住院并通过临时性股静脉插管进行透析。经头静脉顺行造影（4Fr 动脉鞘）显示，发自头静脉的窄颈哑铃形假性动脉瘤，其近端流出道静脉狭窄（图 13-4）。使用 0.018″ 导丝通过狭窄段。同时使用超声评估假性动脉瘤（图 13-5）。根据内瘘静脉直径选择球囊扩张导管（Cook，LP18，7mm/40，Cook Medical Inc. Bloomington，IN，USA）置于假性动脉瘤瘤颈位置，低压力（4atm）充起球囊后，立即在超声引导下向假性动脉瘤腔内注入凝血酶（图 13-6）。在保持低压扩张球囊的同时持续外压假性动脉瘤体 2 分钟，随后按常规对狭窄段病变进行扩张。

假性动脉瘤

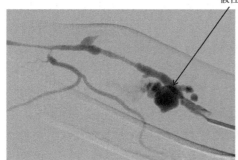
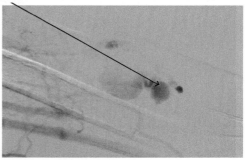

图 13-4　左前臂 BC AVF 瘘静脉造影可见哑铃形的假性动脉瘤

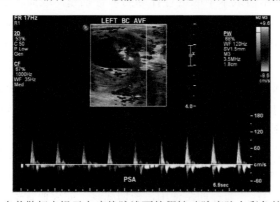

图 13-5　多普勒超声提示在瘘静脉浅面的假性动脉瘤腔内彩色的血流信号

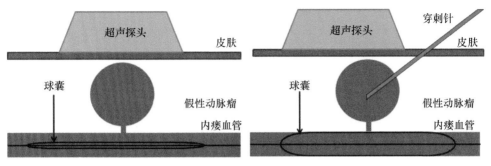

图 13-6　球囊封堵假性动脉瘤后超声引导下注射凝血酶的示意图

注射凝血酶后，造影显示假性动脉瘤腔闭塞（图 13-7a），内瘘头静脉通畅。多普勒超声提示无血流进入假性动脉瘤（图 13-7b）。手术后患者左上肢肿胀逐渐消退。一周后患者拔除股静脉导管改用左上肢 AVF。

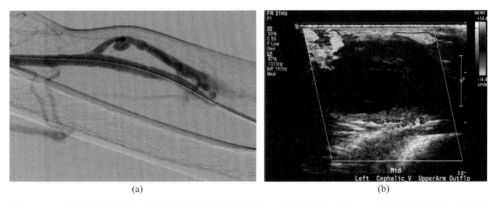

(a)　　　　　　　　　　　　　　　　(b)

图 13-7　术后造影见瘘血管通畅且没有造影剂进入假性动脉瘤（a）；多普勒超声评估未再见到假性动脉瘤腔内有血流信号（b）

AVG 通路移植血管本身不会发展为动脉瘤。所有 AVG 的异常扩张都是假性动脉瘤。假性动脉瘤一般是由于密集穿刺导致局域性移植血管壁薄弱，引起 AVG 的动脉瘤样改变（图 13-8），或移植血管壁明显缺损引起假性动脉瘤（图 13-9）。

处理没有皮肤溃疡或感染发生的 AVG 动脉瘤样变应避免进一步集中穿刺。但人们的习惯通常难以改变，关键是从病变发现最初即对患者及透析护士进行教育和详细解释。伴有皮肤溃疡的 AVG 动脉瘤样变如无感染存在，可择期切除动脉瘤段血管，间置一条新的血管，在保留通路的同时也避免日后感染并发症的风险。

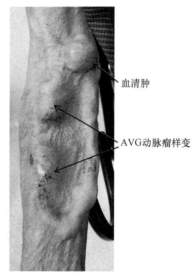

　血清肿

　AVG动脉瘤样变

图 13-8　BB AVG 静脉端动脉瘤样病变

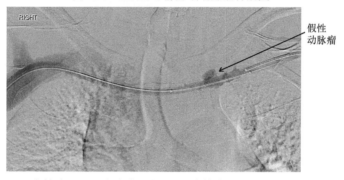

　假性
　动脉瘤

图 13-9　血管造影显示腋动脉（左侧）- 腋静脉（右侧）AVG 假性动脉瘤

非感染性 AVG 假性动脉瘤伴有明确管壁缺损者，应修补管壁缺损以防瘤体进一步扩大及出血。AVG 缺损可使用开放手术或覆膜支架进行治疗[3]。与 AVF 假性动脉瘤修补术类似，切口应垂直于补片以减少对日后通路潜在穿刺部位的影响。管壁缺损修补方法取决于缺损的大小和周围移植血管的质量。使用覆膜支架[6-8]（或支架型人工血管）（图 13-10）的腔内修补技术日渐流行。大部分覆膜支架为自膨式，外覆 PEFT 或 ePTFE 材质薄膜。此类支架有直管型及锥形可供选择。覆膜支架治疗 AVG 假性动脉瘤的优点在于可以同时治疗通路狭窄性病变，减少置管需要，减少出血，减少外科手术切口带来的感染风险。手术修补及覆膜支架治疗 AVG 假性动脉瘤一期通畅率相似（变异大，术后 12 个月平均 53%～57%）[3,5,9]。目前尚无共识表明 AVG 内置入覆膜支架是否可以安全穿刺，或何时可以进行穿刺[6,10]。通常认为，AVG 有足够长的穿刺区域时应避免穿刺覆膜支架部位，否则可考虑置入 3 周后开始穿刺。覆膜支架有机会引发其他并发症，包括感染、移位、支架断裂、腐蚀及出血[7, 9, 11]，其临床表现为通路血栓形成、假性动脉瘤复发及出血。若假性动脉瘤表面皮肤已被侵蚀，覆膜支架治疗后感染风险较高[7]。建议对置入覆膜支架治疗假性动脉瘤的患者进行密切监测。

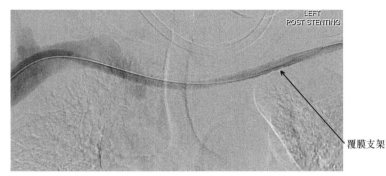

图 13-10　同一患者腋动脉 - 腋静脉 AVG 假性动脉瘤使用覆膜支架（Viabahn，W.L.Gore & Associates，Inc. Flagstaff，AZ，US）治疗后

二、AVF 和 AVG 的感染并发症

血管通路感染是透析患者常见的住院指征。研究表明，AVF 感染发生率低于 AVG，但后者感染仍然低于 TCC 及临时性 CVC[12]。Taylor 等 [13] 报道 AVF 和 AVG 患者血液透析相关菌血症相差 10 倍（AVF 0.2/1000 透析次数，AVG 2.5/1000 透析次数）。Fysaraki 等 [12] 回顾 6 年内血液透析患者血源性感染事件，AVF、AVG、TCC 及临时性 CVC 发生率分别为 0.18、0.39、1.03 及 3.18/（1000 患者·日）。下肢 AVG 感染风险高于上肢 AVG[14, 15]。大部分病原菌为革兰氏阳性球菌（金黄色葡萄球菌、表皮葡萄球菌、凝固酶阴性葡萄球菌及肠球菌），其次为革兰氏阴性杆菌（大肠杆菌）[12, 16]。有时可存在多种细菌感染或不能确定致病菌。

血管通路感染并发症可由外科手术伤口引发，也可由已感染的 CVC、TCC 种植或反复穿刺引起，特别是穿刺点周围血肿导致。

治疗目标是清除感染，预防凶险并发症发生并尽可能维持血液透析通路。

（一）外科伤口感染

审慎的手术决策、精细的组织游离及严格的无菌操作可将外科切口感染风险降至最低。感染可以是浅表蜂窝织炎、浅表脓肿或感染累及深层组织甚至血管。感染累及吻合口可能发生灾难性的大出血。因此一旦伤口发生感染，应立即开始应用抗生素治疗，彻底检查是否存在浅层或深层脓肿（如果存在脓肿则须引流）、做伤口培养及血培养以确定病原菌，密切监测向吻合口播散的深层感染。

如果需要外科引流浅表脓肿，应确保有软组织可覆盖吻合口血管或移植血管。如果深层组织感染，特别是 AVG 感染，应考虑早期取出移植物，拆除吻合口。最好于近端放置止血带以控制过多的出血，同时游离一段在动脉吻合口以上及以下的血管以便于阻断。如果流入道动脉不结扎及必须保留，应计划做动脉修补。因周围动脉组织可能不健康，导致直接修补血管不太可行，可能引起狭窄和血栓。动脉缺损修补可考虑使用自体静脉或生物移植物如牛心包补片。最坏的情况可能需要进行动脉旁路手术。至于流出道静脉，单纯结扎一般不会引起严重后果，除非吻合口建立在深静脉上。伤口通常不缝合。修补血管表面使用软组织覆盖，谨慎使用伤口负压装置。

（二）感染 CVC 种植

已经置入的 TCC 或临时 CVC 的透析患者在等待 AVF 或 AVG 成熟期间，其导管也可能成为全身脓毒症的感染源，引起细菌种植于手术切口或移植物表面。在进行血管通路手术前应检查 CVC 出口处是否存在感染迹象，并对其进行持续评估。一旦新建立的通路成熟可以穿刺，应尽快拔除 CVC。偶然情况下细菌也可来自身体其他部位的脓毒性感染源，如肛周脓肿。

（三）通路穿刺引发的感染

自体动静脉内瘘很少发生感染。感染可能发生在频繁穿刺的部位，特别是在 AVG。最常见的感染发生在血管通路穿刺引起的血肿、假性动脉瘤或动脉瘤样变区域，同时伴有局部皮肤状况差。感染类型包括局部蜂窝织炎、感染性血肿、感染累及假性动脉瘤、裸露的人工血管、局部脓肿形成、沿人工血管脓肿形成。感染并发症可能伴或不伴有全身脓毒症。感染性 AVF 或 AVG 假性动脉瘤也可能表现为剧烈出血。

迅速确定感染部位及其严重程度十分重要。临床评估时，环绕通路周围的脓肿可以表现为肿胀伴有波动感，或脓液自皮肤穿刺部位流出。临床体征可随时间进展改变。当临床体征不明确或弥漫性软组织肿胀导致诊断困难时，超声（图 13-11）或 CT（图 13-12）检查有助于确定脓肿和弥漫性人工血管感染。后者典型的影像学特点是移植血管周围液体积聚。液体中混杂气体提示产气菌感染。在针对性使用相应抗生素的情况下，血培养仍表现为持续性菌血症，也提示人工血管感染。所有暴露在外的人工血管均应认为存在感染，这种感染可以局限，也可以播散。

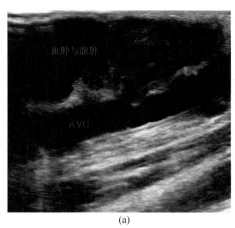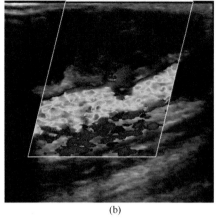

|(a)|(b)|

图 13-11　a. 感染性前臂 AVG 伴移植血管周围血肿和脓肿的超声影像；b. 多普勒超声显示移植血管内血流

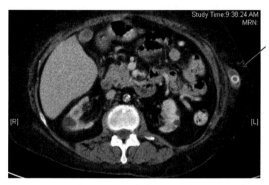

图 13-12　左腋动脉 - 股静脉 AVG 感染及其周围脓液积聚的 CT 影像

　　如果仅有蜂窝织炎或感染性血肿，不伴有脓肿或移植血管感染，可使用适当抗生素治疗（应根据药敏结果）。感染部位应休息并避免继续穿刺直至感染消退。根据 AVF 或 AVG 感染部位和范围的不同，患者可选择非感染区域穿刺，或使用临时 CVC 透析以使血管通路充分休息。皮下血肿可能随时间推移液化，从而加速愈合，避免手术引流。持续密切观察感染情况（临床表现，血培养，白细胞计数及炎症标志物，如 C 反应蛋白、降钙素原等），并根据临床反应调整治疗策略。当脓肿形成、移植血管暴露、移植血管确定感染或感染进展则必须进行手术治疗。AVG 感染的外科手术治疗通过以下三种主要的方法来切除移植血管，取决于感染范围、患者总体情况、周围组织情况，以及是否有合适的中心静脉用于放置 CVC。

　　（1）部分或次全切除人工血管。

　　（2）部分切除人工血管同时于周围无菌区域置入新的人工血管。

　　（3）人工血管全切除。

人工血管切除有两项重要的原则：首先应避免过度出血，其次在手术过程中（将人工血管自动脉端切除 - 全切除术，或将人工血管自临近动脉吻合口处切除 - 部分或次全移除）应最大限度避免术野污染。如果人工血管的感染局限，首先应于临床无感染区域向远离感染区域方向的动脉端切开，分离并结扎移植血管，从而切断动脉流入血流。随后将人工血管向两端自周围组织分离。人工血管动脉端残端用不可吸收缝线连续缝合以防止出血形成血肿。如果计划进行人工血管全切除或次全切除，则应首先在动脉端切开以便于吻合口周围的分离。脓肿上方因穿刺导致脓液不断渗出时，在切开清洁区域皮肤前应使用防水手术膜覆盖脓液渗出位置以避免污染。在切开感染区域皮肤前应首先关闭清洁区域皮肤切口并以防水手术膜保护。污染伤口通常需要二期愈合。

如果患者健康状况差，移除严重的人工血管感染（但未累及动脉或静脉吻合口），较安全的手术方法为部分或次全切除（动脉吻合口残留一小段人工血管）。患者需要通过 CVC 或 TCC 进行透析。如果患者身体状况相对稳定，在根治脓毒症后可尝试建立二次通路，如切除襻形 BB AVG，用已成熟动脉化的上臂一期 BB AVF 及贵要静脉做同期动静脉瘘表浅化。

当感染波及血管吻合部位时，应切除全部人工血管。手术时应在近心端放置止血带以控制动脉端出血，并使用自身静脉 / 生物移植物补片。之后用软组织覆盖保护动脉修补部位十分重要。

对于人工血管局部感染而周围组织健康的患者，之后可以考虑经过周围非感染区域在同一手术中植入新的人工血管，分别与当前 AVG 分离出的动脉端和静脉端进行吻合。如果植入的人工血管属于非即用型，则需要放置临时 CVC。感染段的人工血管取出后伤口创面使用负压治疗有助于将感染伤口与周围健康区域隔离，可避免穿刺新植入人工血管时引起感染。

按照上述方法清除感染人工血管后，应仔细处理伤口，延长抗生素使用时间（通常需要 6 周或更长），密切观察持续性感染（通过临床表现及血液指标）。感染持续将导致动脉端感染和大出血或新移植血管感染。根据 Ryan 等研究，持续性感染在人工血管部分切除同期植入新人工血管的患者较另外两种单纯手术切除方法更常见[17]。但该方法可以最大程度减少使用中心静脉导管并在不需进行二次手术的前提下为患者提供新的透析通路。

对于已经取出人工血管，无伤口或中心导管感染的证据，但仍然持续表现全身脓毒症的患者，应注意查找是否存在隐匿的肺脓肿，特别是身体条件不佳的患者。

血液透析引发的感染并发症并不罕见。正确的诊断，及时使用抗生素 ± 外科手术处理、密切观察对治疗的反应是妥当处理的关键。

病例 13-2

患者，男，患有糖尿病、尿毒症，左 RC AVF 失功，2 年前在另一所医院建立了左前臂襻形 BC AVG，目前利用其透析。左前臂建立 AVG 前，患者曾有右颈内静脉放置的 TCC 超过 1 年时间。目前在距离肘窝部手术瘢痕 5cm 处人工血管静脉端出血表面肿胀，伴随透析流量下降及静脉压上升。床旁超声检查提示肿胀部位为 AVG 假性动脉瘤，无感染征象。血管造影（图 13-13）提示人工血管-静脉吻合口狭窄，假性动脉瘤大部分已有血栓形成，造影中仅见破口残端，上述现象同时由多普勒超声影像证实。

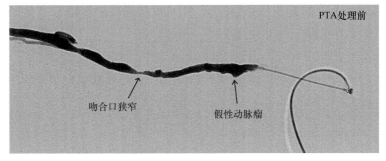

图 13-13 经左前臂 BC AVG 造影显示人工血管-静脉吻合口狭窄和假性动脉瘤的小残端

人工血管-静脉吻合口狭窄使用了球囊扩张成形术（图 13-14）治疗。假性动脉瘤颈经超声测量约 3mm。由于大部分瘤腔已有血栓形成，决定采取保守治疗，另嘱透析护士不再对假性动脉瘤部位进行穿刺。上臂头静脉直径良好（0～6mm），条件良好（图 13-15）。动脉端人工血管未探及病变。

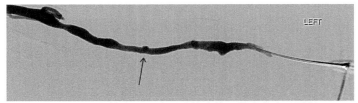

图 13-14 血管成形治疗后移植血管-静脉吻合口通畅

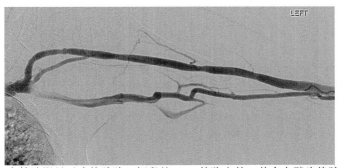

图 13-15 血管造影显示头静脉除一短段约 40% 的狭窄外，其余上臂头静脉口径良好

患者造影后出院，其所在透析中心工作人员被告知避免穿刺假性动脉瘤。但4周后，患者出现发热、寒战、左前臂 AVG 区域肿胀伴有渗出。与 4 周前相比，其肿胀明显增大。从临床考虑假性动脉瘤存在感染。超声检查提示假性动脉瘤周围发生局限性感染。为避免 AVG 假性动脉瘤突发破裂，对患者进行了人工血管部分切除术。于前臂切开一小切口，分离并结扎人工血管（首先关闭该切口）。随后经纵切口分离结扎人工血管至静脉端，人工血管与假性动脉瘤一并切除并送组织细菌培养。该切除人工血管之切口开放并使用敷料覆盖后，上臂重新消毒铺巾，同期建立左 BC AVF（图 13-16）。由于头静脉已经动脉化且膨大，新建立的左侧 BC AVF 在手术后次日开始使用。

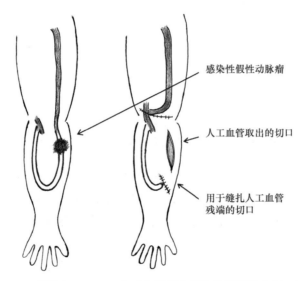

图 13-16　图示左 BC AVG 人工血管部分切除并同期建立左 BC AVF

前臂伤口使用伤口负压治疗后愈合。移植血管培养为非结核分枝杆菌，感染科医师开具抗结核药物共使用 6 个月。手术切口及移植血管切除伤口愈合良好。左前臂残余人工血管未发生进一步感染。

同时请参见第十四章病例 14-1。

参 考 文 献

1. Woo K, Cook PR, Garg J, *et al.* Midterm results of a novel technique to salvage autogenous dialysis access in aneurysmal arteriovenous fistulas. *J Vasc Surg.* 2010; **51**(4): 921–925.

2. Hossny A. Partial aneurysmectomy for salvage of autogenous arteriovenous fistula with complicated venous aneurysms. sites. *J Vasc Surg.* 2014; **59**(4): 1073–1077.

3. Peden EK. Role of stent grafts for the treatment of failing hemodialysis accesses. *Semin Vasc Surg.* 2011; **24**(2): 119–127.

4. Quinn SF, Kim J, Sheley RC. Transluminally placed endovascular grafts for venous lesions in

5. Georgiadis GS, Lazarides MK, Panagoutsos SA, *et al.* Surgical revision of complicated false and true vascular access-related aneurysms. *J Vasc Surg.* 2008; **47**(6): 1284–1291.

6. Barshes NR, Annambhotia S, Bechara C, *et al.* Endovascular repair of hemodialysis graft-related pseudoaneurysm: An alternative treatment strategy in salvaging failing dialysis access. *Vasc Endovascular Surg.* 2008; **42**: 228–234.

7. Shah AS, Valdes J, Charlton-Ouw KM, *et al.* Endovascular treatment of hemodialysis access pseudoaneurysms. *J Vasc Surg.* 2012; **55**(4): 1058–1062.

8. Pandolfe LR, Malamis AP, Pierce K, *et al.* Treatment of hemodialysis graft pseudoaneurysms with stent grafts; institutional experience and review of the literature. *Semin Intervent Radiol.* 2009; **26**: 89–95.

9. Kinning AJ, Becker BW, Fortin GJ, *et al.* Endograft salvage of hemodialysis accesses threatened by pseudoaneurysms. *J Vasc Surg.* 2013; **57**(1): 137–143.

10. Niyyar ND, Moossavi S, Vachharajani TJ. Cannulating the hemodialysis access through a stent graft — is it advisable? *Clin Nephrol.* 2012; **77**(5): 409–412.

11. Zink JN, Netzley R, Erzurum V, *et al.* Complications of endovascular grafts in the treatment of pseudoaneurysms and stenoses in arteriovenous access. *J Vasc Surg.* 2013; **57**(1): 144–148.

12. Fysaraki M, Samonis G, Valachis A, *et al.* Incidence, clinical, microbiological features and outcome of bloodstream infections in patients undergoing hemodialysis. *Int J Med Sci.* 2013; **10**(12): 1632–1638.

13. Taylor G, Gravel D, Johnston L, *et al.* Prospective surveillance for primary bloodstream infections occurring in Canadian hemodialysis units. *Infect Control Hosp Epidemiol.* 2002; **23**: 716–720.

14. Miller CD, Robbin ML, Barker J, *et al.* Comparison of arteriovenous grafts in the thigh and upper extremities in hemodialysis patients. *J Am Soc Nephrol.* 2003; **14**(11): 2942–2947.

15. Akoh JA, Patel N. Infection of hemodialysis arteriovenous grafts. *J Vasc Access.* 2010; **11**(2): 155–158.

16. Gupta V, Yassin MH. Infection and hemodialysis access: an updated review. *Infect Disord Drug Targets.* 2013; **13**(3): 196–205.

17. Ryan SV, Calligaro KD, Scharff J, *et al.* Management of infected prosthetic dialysis arteriovenous grafts. *J Vasc Surg.* 2004; **39**: 73–78.

第十四章
绝处逢生："困境"血管通路解决方案

Jackie P.Ho

傅麒宁译

当常规的上肢血管通路（如 RC AVF，BC AVF，BBT，前臂 AVG，上臂 AVG，BA AVG）资源耗竭，临床通路医师应当全面、充分地评估患者并考虑设计更为复杂的血管通路方案。

一、应当考虑的因素

（1）是否有中心静脉闭塞：无法建立上肢血管通路的患者往往都有一次或数次不同部位带皮下隧道带涤纶套透析导管（TCC）的置入史。了解中心静脉的通畅情况，是规划后续血管通路方案的重要前提。

（2）是否有动脉供血不足：大多数亚洲肾衰竭患者合并有糖尿病及多个与动脉粥样硬化相关的伴随疾病。合并外周动脉疾病非常普遍。以往的血管通路手术也可能进一步影响肢体动脉的通畅性。

（3）备选流出道动脉与回流静脉的位置：良好的流出道动脉和回流静脉是建立血管通路的必备条件。流出道动脉与回流静脉之间的人工血管需要有足够长度以供穿刺。当流出道动脉与回流静脉之间距离较远时，需考虑由于跨关节及其他应力点有没有造成对移植物压迫的情况。因此医师需要对复杂血管通路的路径做认真的术前设计。

（4）患者个人卫生习惯，体型及社会文化：如计划通路接近腋窝及腹股沟区，该位置的皮肤情况需检查确认健康，尤其是肥胖及自理能力受限的患者，应避免将人工血管安置在皮肤卫生状况差及合并真菌感染的区域。血管通路的走行区域需要被反复暴露并接受穿刺透析，因而复杂血管通路在设计中还需要考虑患者的体型、护士进行穿刺的便利程度及心理 - 社会因素。例如，严重肥胖的患者，躯体较厚的皮下脂肪层可能给腋动脉 - 股静脉 AVG 穿刺造成极大的困难，而暴露某些身体部位，如女性的腹股沟区及胸部，患者可能会自觉尴尬。术前与患者就这些可能的问题进行全面充分的探讨，对于这些特殊的血管通路是非常有必要的。

二、"熟悉过往，着眼现在"的心态

每个患者的动脉和静脉血管条件都会随时间变化，尤其是建立过血管通路侧的肢体。可能患者自身前臂浅表静脉不满足建立 AVF 的条件，但在建立 AVG 一段时间后，自身静脉可能逐渐扩张。另一方面，随着患者年龄增大，外周动脉疾病发生的概率也在增加。原本良好的动脉可能出现狭窄而不适用于血液透析通路的建立。在为复杂患者建立血液透析通路前，医师应该充分了解患者既往的通路相关病史，并全面地使用物理检查及影像检查方式来评估患者当前的动脉和静脉条件。

三、"困境"通路建立的策略

（一）使用深静脉

对于没有中心静脉阻塞（也没有浅表静脉可用）的患者，肱静脉与前臂近端的桡静脉、尺静脉，以及下肢的股浅静脉均可作为 AVF 的备选静脉。通常上肢深静脉优于下肢，因为利用下肢静脉引起肢体肿胀的风险更高。在手术前，仔细地使用超声评估深静脉的走行和直径是非常重要的一步。若深静脉原始管径不大（直径＜ 4mm），通常需要分两次来完成手术[1]。首先连接动静脉，等深静脉成熟后再浅表化。对上肢而言，应选择两条肱静脉当中直径更大且走行更为平直的一条来做瘘，或者可用管径适宜的近端桡静脉 / 尺静脉，与远端肱动脉或近端桡动脉进行吻合。一期利用深静脉建立 AVF 的手术后 4 ～ 6 周，准备行二期转位手术前，应使用超声再次评估内瘘成熟情况。两条深静脉之间的交通支可能短而宽，二期手术中应小心注意，以避免离断交通支后出血，也要避免任何一条深静脉发生狭窄。

已经有一个功能不良的 TCC，希望更早可以建成新通路以供患者使用时，以人工血管连接远端肱动脉和口径合适的深静脉是一个重要的备选方案。术后患者可能出现整个肢体肿胀，但这情况通常并不严重并且可以逐渐缓解。使用深静脉建立 AVF 或 AVG 后，一般会使用弹力绷带包绕手和前臂来缓解肢体肿胀的症状。

（二）复杂 AVG

复杂 AVG 指跨肩关节（及前胸壁），位于下肢或躯干的 AVG。跨肩关节 AVG 因为护理更为便捷，皮肤卫生条件更好，使用时可以减少患者因裸露造成的心理负担，以及更便于穿刺等优点，优于下肢或躯干 AVG。

当患者颈部有通畅的颈内静脉时，肱动脉 - 颈内静脉 AVG 或者腋动脉 - 颈内静脉成襻形 AVG[1]（图 14-1）是可以考虑的一种通路形式。TCC 在该侧颈内静脉的置入史应当仔细了解。近心端颈内静脉有狭窄时，颈段的颈内静脉同样可以表现为通畅并且管径良好，因为狭窄段通常位于锁骨后甚至胸腔内部的颈内静脉近心端。如有怀疑，手术前应该使用静脉造影或 CT 静脉成像（CT venogram，CTV）评估颈静脉及中心静脉情况。但狭窄段长度非常短时，CTV 的结果可能具有误导性（图 14-2）。如果有杂交手术室的条件，可以考虑在术中探查颈内静脉后直接行静脉造影进行评估。由于这种 AVG 会跨越锁骨，应考虑选择带支撑环的人工血管。对于腋动脉 - 颈内静脉成襻形 AVG，襻的长度应当满足穿刺需求，同时对于女性患者，也应注意尽量使襻的远端不要进入患者乳房区域。

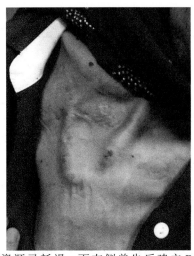

图 14-1　患者左上肢血管资源已耗竭，而右侧曾先后建立 BC AVF、BB AVF 及上肢 BB AVG，目前均已闭塞。其左侧颈内静脉目前安置有 TCC。右侧颈内静脉通畅。因此为该患者建立了右肩部腋动脉 - 颈内静脉成襻 AVG

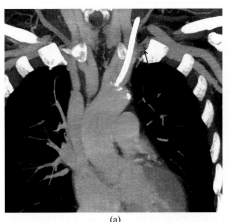

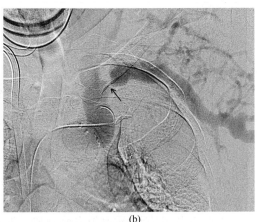

(a)　　　　　　　　　　　　　　　　(b)

图 14-2　a.CTV 显示左锁骨下静脉存在轻度病变；b. 静脉造影提示锁骨下静脉存在重度的局限性短段狭窄

"项链"式 AVG 可通过连接一侧腋动脉及对侧的腋静脉、锁骨下静脉或颈内静脉建立（图 14-3）。这种形式的 AVG 适用于良好动脉流出道与回流静脉位于异侧者，它也需要有支撑环的人工血管。Morsy 等学者报道的一个包含 18 例患者的研究中，这种形式的 AVG 并发症发生率并不高，长期通畅率也达可接受程度[3]。某些护士会担心在穿刺此类型 AVG 的过程中穿透胸壁引起气胸，尤其是在一些消瘦或虚弱的患者身上。标示出可供安全穿刺区域的位置并与护士充分的沟通，可以减少这些顾虑。

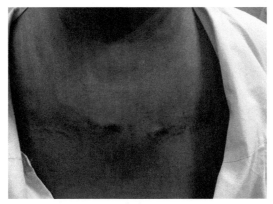

图 14-3　在肥胖患者身上建立的左侧腋动脉到右侧腋静脉的"项链"式 AVG

对于某些上肢常规用于建立 AVF 或 AVG 的血管资源全已耗竭，同时合并可以腔内介入方法开通的中心静脉阻塞患者，可以考虑使用 HeRO 人工血管（Merit medical，system.Luc.UT，US）或者复合式人工血管（W. L. Gore&Associate，Inc. Flagstaff，AZ，US）等，将人工血管端与动脉流出道吻合，另一端直接植入中心静脉中[4, 5]。

对于中心静脉严重闭塞（双侧头臂静脉或上腔静脉闭塞）且无法通过腔内介入满意处理，同时又没有条件进行腹膜透析或肾移植的患者，下肢或躯干的血管通路或直接采用右心房作为静脉回流的通路，也是可以考虑的方案。

（三）下肢血管通路的选择

（1）大隐静脉 - 股动脉成襻转位 AVF。

（2）大隐静脉 - 腘动脉转位 AVF。

（3）股浅静脉 - 股浅动脉转位 AVF。

（4）股动脉 - 大隐静脉 / 股静脉 AVG。

（5）腘动脉 - 大隐静脉 / 股静脉 AVG。

（6）耻骨联合上股动脉 - 对侧股静脉（cross femoral）AVG。

对于下肢血管通路，最重要的前提条件是没有严重的外周动脉疾病。亚洲大多数肾衰竭患者合并糖尿病。在老年人群中外周血管疾病尤为高发。透析相关性下肢窃血综合征比上肢更令患者难以接受，并且可能导致较高位的截肢。所有下肢动脉搏动情况应该在计划手术前仔细检查。只有确定足背动脉和胫后动脉都有强而有力的搏动才可以认为下肢动脉的正常。搏动可以触及，但搏动较弱或强度不明确时，肱动脉/趾动脉压力指数测定是必需的（TPI ≥ 0.64 判定为正常）。在糖尿病患者中，踝肱指数可能误导性地假性升高，但是对于相对年轻、无糖尿病的患者，踝肱指数联合其波形图像仍是非常实用的辅助检查。此外，超声评估股总动脉、股浅动脉及腘动脉直径可以帮助医师决定选择哪一段血管作为动脉流出道，以及术中动脉吻合口的开口大小。

下肢，尤其是腹股沟区的皮肤情况及卫生条件，在设计一个下肢血管通路时也应被仔细评估。感染并发症在下肢血管通路中比上肢通路更为常见。感染累及动脉吻合口可能危及下肢循环，甚至有截肢风险。严重肥胖的患者，腹股沟区可能有脂肪堆积导致皮肤折叠，此时应当避免在腹股沟区建立 AVF 或 AVG，但是可以考虑建立在大腿的上段或中段。

下肢血管通路中，对下肢静脉系统也应该有充分评估。大隐静脉、股静脉的管径与走行通过床旁超声就可以评估。但是，患者拟行手术侧肢体有可疑下肢深静脉血栓病史、肾移植史、经股静脉 TCC 置入史时，有必要进行更详细的静脉多普勒超声或顺行髂静脉、下腔静脉造影检查。

1）大隐静脉 - 股动脉成襻转位 AVF 及大隐静脉 - 腘动脉转位 AVF：大隐静脉经常在治疗外周动脉疾病中用于股、腘动脉旁路移植，但是很少如上肢头静脉用于血液透析血管通路。首先，它的血管壁较厚，血管扩张性相对较差[6]。通常，大隐静脉直径 ≥ 4mm 时才被通路医师选作血管通路的备选血管。其次，尽管大隐静脉是浅静脉，但实际在皮下组织的位置仍较深，一般在内侧浅筋膜之下。无论与腘动脉还是与股动脉吻合后，静脉全程都需要被解剖游离并转位表浅化以供未来穿刺使用。再者，大隐静脉位于大腿内侧，需要转位到外侧方可便利穿刺。建议术前在患者下肢保持中立位，髋关节无外旋外展时描记好转位的路径，并在术中跟踪。这是未来患者接受透析治疗时保持的体位，它明显有别于手术中髋关节被外旋外展的体位。

大隐静脉通常被转位成襻与股总动脉或近端股浅动脉吻合[7]，或者直行转位与远端股浅动脉[8]或近端腘动脉吻合。使用腔镜技术可以减小大隐静脉解剖游离的切口[9]。对于合并糖尿病或高龄患者，股浅动脉常常有钙化或动脉粥样硬化，因此将大隐静脉与远端股浅动脉吻合建立 AVF 可能不是一个好的选择。

2）大隐静脉 semipanel 移植（Taligatelle 技术[10]）。

3）股静脉转位 AVF[11]：Antoniou 等[12]学者发表的系统回顾提示，转位股静脉 AVF 初级通畅率及次级通畅率均高于下肢股 - 股襻形 AVG。但是，其引发的缺血并发症比 AVG 更为常见。Rueda 等[13] 学者报道股静脉转位有着相当高的静脉游离切口并发症，以及缺血并发症风险。所以该手术绝对不能被视作一个入门级的简单手术。

4）大腿上段股总动脉/股浅动脉 - 近端大隐静脉/股总静脉 AVG：如果近端大隐静脉的管径合适，它应比股静脉优先被选用于人工血管的静脉端吻合。当静脉端吻合口发生狭窄时，可能引起下肢静脉高压，甚至深静脉狭窄或血栓形成，相比股静脉，使用近端大隐静脉作吻合时这些并发症的风险相对更少。

同样，在手术中，患者的髋关节体位可能像青蛙足一样外展外旋，而透析过程中显然不可能要求患者摆出类似体位。在手术当中看上去居中的 AVG 走行，在术后可能发现过于偏向内侧，给穿刺使用带来不便。在术前同样应该在髋关节大腿处于正常中立位时描记出 AVG 走行，同时设计时也应考虑保证有足够供穿刺使用的相对直行段。

5）大腿中段远端股浅动脉 - 股浅静脉 AVG：位置远离相对更易受污染的腹股沟区。然而由于股浅动脉更易受累于外周动脉疾病，故对于合并糖尿病的高龄患者并不是理想的流出道动脉选择。

6）跨耻骨联合股动脉 - 对侧股静脉（或近端大隐静脉）AVG：当患者有一侧股静脉或髂静脉闭塞，而对侧下肢动脉又存在外周疾病时，可以考虑建立此类型的 AVG。在建立此 AVG 时，应该注意保证有充足的可供穿刺的直行区域。AVG 走行应当保持在耻骨上区域，而不要再往上进入下腹壁，如此可避免患者因腹部疾病需行腹部开放手术治疗，因开腹而致人工血管暴露的情况。动脉和静脉的切口更适合设计为斜行而不是纵行切开，以更适合人工血管塑形（图14-4）。术前应该与患者进行充分及全面的沟通，因为此 AVG 构建后，在使用过程中需要袒露患者的耻骨前区域，可能会给患者造成一定的心理负担。

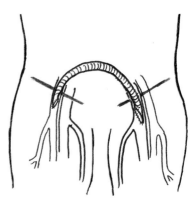

图 14-4 股动脉和静脉都做斜切口切开，以避免这种耻骨上区 AVG 在做吻合时出现扭曲

Uzun 等[14] 学者比较了 29 例大隐静脉 AVF 与 25 例下肢 AVG，结果显示大隐静脉 AVF 有更高的初级通畅率与次级通畅率。一项关于下肢血管通路的系统回顾研究[12] 报道了大腿上段 AVG、中段 AVG 与股静脉转位 AVF 的加权初级通畅率分别为 48%、43%、83%。最常见的并发症是感染和下肢缺血。感染的发生率为 0 ～ 41%，下肢缺血的发生率为 0 ～ 33%。高位截肢发生率为 0 ～ 9%。感染并发症在 AVG 中更为常见，而肢体缺血更多发生在股静脉转位 AVF。根据笔者

的经验，由于静脉高压及回流静脉狭窄或血栓形成引起的下肢肿胀在下肢 AVG 构建后并不少见。

（四）躯干 AVG

这种类型的 AVG 常选用腋动脉或锁骨下动脉作为流出道动脉，髂静脉[15]、股静脉、大隐静脉甚至腘静脉作为回流静脉。然而由于所需人工血管走行较长，且跨越关节，导致受压迫或血栓形成的风险也会增高。它需要采用带支撑环的 ePTEF 人工血管来构建。当患者腹股沟区皮肤条件不佳时，髂外静脉可能被选作回流静脉（以腹膜后方法）。

手术中，可能需要托起患者的肩和腰，并且一定程度地外展肩关节。为了方便手术中的评估和判断，暴露、备皮、消毒的区域应当上至颈部，下至大腿中段甚至小腿（取决于目标回流静脉），内至胸腹正中，外至腋中线或以外。如果深静脉（髂静脉、下腔静脉）通畅性不完全明确，那么体位还应当考虑便于术中造影评估的需求。人工血管的走行区域应当保持在躯体的前侧方，以降低患者在侧卧时引起压迫的风险。在建立皮下隧道过程中，应当保证大部分人工血管在皮下深度适宜于未来进行穿刺使用，这在肥胖患者中尤为重要，因为躯干的皮下组织可能非常厚。走行应避开髂前上棘这样的骨性凸起位置。实际操作中，创建出一条理想的从上胸部到髂窝或腹股沟的皮下隧道是很困难的。在皮下隧道的中段增加切口，可以帮助确保人工血管不至于在皮下埋置过深。

当患者其他的血管通路选择都被耗竭时，可以考虑直接将右心房作为人工血管的回流选项[16]，或建立动脉 - 动脉 AVG[17]。显露右心房需要高超的外科手术技巧，同时也对患者自身耐受手术的条件有极高的要求。这种手术只适合在有心脏外科支持的三级医疗中心进行。此外 AVG 一旦发生感染，很容易累及右心，并且可能需要心脏移植。考虑到这种风险，对于条件合适的双侧头臂静脉闭塞患者，选择闭塞段相对较短的一侧行旁路移植手术可能更合适。这种手术为未来患者在该侧肢体建立血管通路创造了条件。动脉 - 动脉 AVG 只适于确实无更优方案的患者，使用过程中可能因气体或血栓引起远端肢体或脏器栓塞，是此种 AVG 必须要考虑的。

四、护理、监测及维护宝贵的通路

以上复杂的血管通路可能是某些患者继续维持透析仅剩的少数可行选项。因此，尽可能维护这些通路以延长其使用寿命尤为重要。另一方面，由于这些通路可能对于进行穿刺的护士而言非常陌生，使用图表的方式明确说明通路的构建方式和走行方向，标记可供穿刺的区域或位点尤其重要。医师可以让患者也保留一张标记建议动脉端和静脉端穿刺区域的图（也可以用手机拍照为记录），以便其出示给透析中心的工作人员。同时，这些通路也应当尽可能由少数经验丰富的护士进行穿刺使用。透析护士应以偏向严格的指标检测这类通路，如在透析过程中出现不正常透析数据，患者应尽快咨询通路医师做相应检查或治疗，同时也应当为这些患者制订更为频繁的随访计划，使得潜在的问题可及早发现并及时处理。如有需要，微创的干预手段可以保证尽可能延长这些通路的次级通畅时间。

病例 14-1

患者，女，37 岁。自幼罹患肾衰竭。其曾经接受过肾移植，但因为排异失败。既往曾经多次建立上肢血管通路，目前有双侧头臂静脉闭塞。曾经两次建立下肢 AVG，但均因感染而移除。目前使用经左股静脉 TCC 作为血液透析通路，既往有多次经右股静脉 TCC 置入史（图 14-5）。

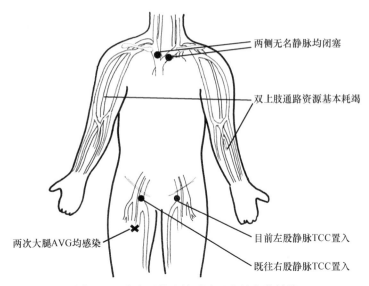

图 14-5　患者既往血管通路及血管条件总结

查体右侧尺动脉、桡动脉，双侧足背动脉与胫后动脉搏动明显。右侧腹股沟区可见由于多次置管遗留的瘢痕。超声提示右腋动脉直径为 5mm。右股静脉通畅，但管径只有 4 ~ 6mm。远端髂外静脉通畅，同时管径也达 9mm。近端髂静脉超声未能评估。计划行右腋动脉 - 右髂外静脉 AVG，同时在术中直接造影评估右髂静脉。在手术中，造影发现髂静脉存在中度狭窄，遂行球囊扩张成型，并随后使用带支撑环的 ePTFE 人工血管构建 AVG。

2 周后，患者可以使用该 AVG 完成透析，并且每月门诊规律随访。一年后，患者因为人工血管周围疼痛红肿伴发热由透析中心急诊转入。立即给予静脉抗生素治疗（图 14-6）。超声检查提示患者人工血管旁有一直径 3cm 的含气体及液体性质的肿块。为了挽救这一通路，手术切除感染段的人工血管，并且使用人工血管旁路连接（图 14-7）。

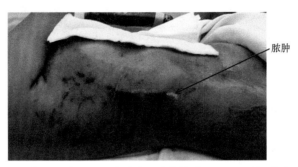

图 14-6　患者照片显示右腋动脉 - 髂外静脉 AVG 及局部脓肿形成

血肿、脓肿及人工血管移除段伤口通过负压吸引治疗，患者暂时使用经左股静脉 TCC 透析。4 周后，创面范围较前明显缩小。新的旁路移植段人工血管及原有人工血管段可以用于穿刺（图 14-8）。最终，左股 TCC 被移除并返回透析中心继续使用 AVG 透析。

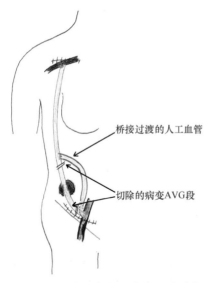

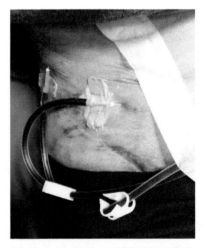

图 14-7　手术示意图：术中切除感染的移植物片段，并且做旁路植入一段人工血管

图 14-8　穿刺原 AVG 及最新旁路移植段人工血管用于透析

病例 14-2

患者，女，43 岁。因为系统性红斑狼疮致肾衰竭 2 年。其患有抑郁症并且拒绝建立长期透析血管通路，既往有多次 TCC 置入病史并被诊断为双侧头臂静

脉闭塞（图14-9）。患者同时有双侧髂静脉狭窄并且在右侧髂外静脉及髂总静脉有支架置入。患者来诊时使用的是经右侧股静脉TCC。患者最近被诊断为冠状动脉三支病变并确认需要行心脏旁路移植手术。双上肢动脉搏动良好，双侧肘窝部头静脉直径约2.8mm。

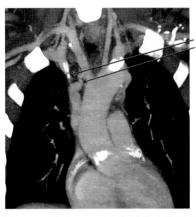

双侧头臂静脉闭塞

图14-9　胸部CTV冠状面重建显示双侧头臂静脉闭塞

与患者就其未来的血液透析通路规划进行了详细、全面的沟通后，患者同意在冠脉旁路移植手术同时通过人工血管连接上腔静脉与右头臂静脉，随后再建立右前臂AVF。

在冠脉旁路移植手术开胸后，上腔静脉及远端通畅的头臂静脉被分离，使用直径9mm的ePTFE人工血管跨过闭塞段，并在术后接受了3个月的抗凝治疗。

术后2周患者行CT检查，提示人工血管通畅（图14-10）。患者恢复后，因为其家属愿意提供肾脏为其移植，患者在术后3个月接受肾移植而不再需要建立血管通路。但通畅的头臂静脉仍被用于中心静脉置管监测术中及术后病情及输液（图14-11）。

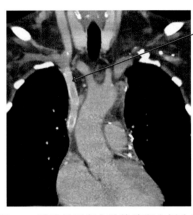

通畅的ePTFE人工血管

图14-10　胸部CTV重建显示在上腔静脉和右侧头臂静脉之间通畅的ePTFE人工血管

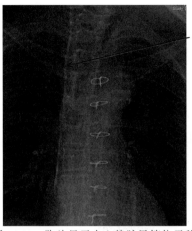

图 14-11　胸片显示中心静脉导管位于移植的人工血管管腔内

病例 14-3

患者，男，35 岁。自幼罹患 ESRF。患者曾经有较长时间经双侧颈内静脉 TCC 置入透析史。2 年前，患者为建立血管通路就诊。患者身材较矮小，体重约 40kg。超声检查提示患者双上肢血管，包括前臂及上臂头静脉、上臂贵要静脉均较纤细（管径＜2mm）。患者左侧近端贵要静脉管径约 3.5mm。左侧桡动脉及尺动脉通畅但是管径较小（＜2mm）。肱动脉直径尚可（约 3.5mm）。因此为患者建立了左侧肱动脉 - 近端贵要静脉 C 形 AVG。在 2 年的时间内，患者先后 3 次因人工血管内及与静脉吻合口处的重度狭窄接受球囊成形（PTA）治疗。不幸的是，在接受最后一次 PTA 治疗后 2 周，患者 AVG 再发生血栓形成。考虑到患者在 PTA 后短期内血栓形成，腔内治疗维持长久成功的可能性较低，因此准备为患者重新建立血液透析通路。超声检查（图 14-12）提示患者双前臂头静脉、

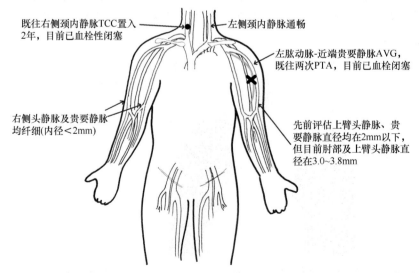

既往右侧颈内静脉TCC置入
2年，目前已血栓性闭塞

左侧颈内静脉通畅

左肱动脉-近端贵要静脉AVG，
既往两次PTA，目前已血栓闭塞

右侧头静脉及贵要静脉
均纤细(内径＜2mm)

先前评估上臂头静脉、贵
要静脉直径均在2mm以下，
但目前肘部及上臂头静脉直
径在3.0～3.8mm

图 14-12　患者血管条件及相关血管通路示意图

右上肢贵要静脉管径都较小，但是左上臂头静脉管径较理想（3.0～3.8mm），尽管其在肘窝部距离肱动脉较远（图 14-13）。

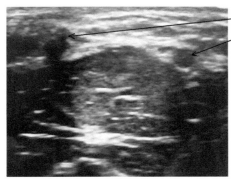

图 14-13 超声图像显示肱动脉及头静脉在肘前区管径理想，但是相距较远

由于患者暂时没有血管通路，右颈内静脉也确认血栓闭塞，在造影明确没有左侧中心静脉闭塞后，暂时经左颈内静脉置入 TCC。随后建立左头静脉 - 肱动脉 AVF（图 14-14）。

术后 4 周，患者 AVF 成熟并可用于穿刺使用。图 14-15 显示通过这一 AVF 进行穿刺透析。2 周后左侧 TCC 被移除。

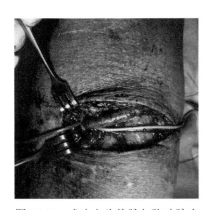

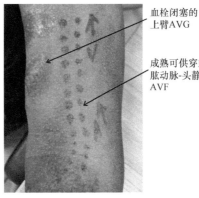

图 14-14 术中左头静脉与肱动脉吻合之后的图片

图 14-15 标记出成熟的肱动脉 - 头静脉 AVF 走行范围供穿刺参考

病例 14-4

患者，女，64 岁。合并糖尿病、高血压，严重肥胖（BMI 39），2008 年被诊断为 ESRF。在其第一年的血液透析治疗中，双侧颈内静脉、股静脉均多次有 TCC 置入经历作为血管通路成熟前的过渡。图 14-16 总结了患者既往的血管通路情况。患者曾先后建立左上肢及右上肢肱动脉 - 头静脉 AVF 但均未能成熟。

2009年6月建立左上肢肱动脉-贵要静脉AVG但是引起了窃血综合征。为了处理这一并发症，患者通过远-近端肱动脉人工血管旁路移植，避免了这一血管通路的结扎。患者在2009年6月至2011年1月间都使用该AVG，期间有两次血栓形成，通过取栓及PTA治疗处理了AVG失功。但在第二次血栓形成治疗后10天，患者再次出现AVG血栓形成。由于无法建立临时透析导管，患者血钾水平达到5.7mmol/L，急诊为患者建立肱动脉-腋静脉AVG，动脉端直接使用原有AVG。患者在术后先接受透析治疗，随后完善CTV检查评估中心静脉，发现患者双侧颈内静脉及髂静脉均闭塞（图14-17）。

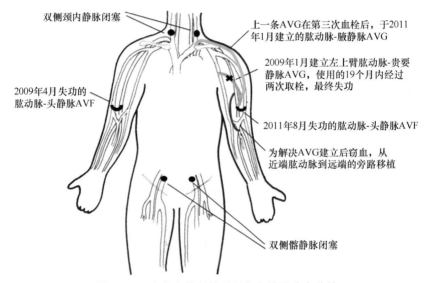

图14-16　患者血管条件及既往血管通路史总结

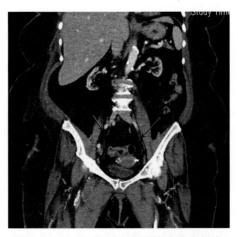

图14-17　CTV提示双侧髂静脉狭窄闭塞

患者此肱动脉-腋静脉AVG使用6个月后，在透析时静脉压持续＞

160mmHg。患者再次返院，造影发现其静脉吻合口高度狭窄（80%）。患者接受PTA 治疗后，静脉压降至 160mmHg 以下。此后，患者每隔 3 ～ 4 个月就需要再次接受 PTA 治疗处理静脉端吻合口狭窄，偶尔还需要同时处理人工血管内狭窄，以维持 AVG 通畅。

　　这条 AVG 一直维持使用到 2015 年 5 月，之后其 2 周内两次发生 AVG 血栓形成，每次都是急诊值班医师进行的人工血管开放取栓，AVG 造影及静脉端吻合口 PTA。在第二次手术之后，患者在透析时 AVG 静脉压仍然较高（180 ～ 200mmHg）。考虑到患者没有合适的中心静脉可以穿刺放置临时透析导管过渡，准备再尽可能延长当前 AVG 使用寿命的同时，尽快重新建立新的血管通路。可考虑的次选 AVF 在右上肢。超声评估显示，在患者肘部以上，除之前失功的肱动脉 - 头静脉 AVF 所利用的偏内侧头静脉，还有一条直径约 3mm 的副头静脉（约在肱动脉外侧 2.5cm）。但是这条静脉在上臂近端不仅深埋于皮下脂肪中，而且管壁明显增厚，导致管径缩小到 1.8mm。肘上段贵要静脉直径略小于 2.5mm。尽管先前的 CTV 未提示患者右侧锁骨下静脉及头臂静脉存在闭塞，但是考虑到患者既往有较长时间经右侧颈内静脉 TCC 留置病史，仍然需要通过静脉造影来除外中心静脉病变。患者右侧肱动脉在肘上直径约 4mm。右侧尺动脉及桡动脉管径都较小（直径 < 2mm），但管腔通畅。查体触及右侧桡动脉较弱，而尺动脉搏动无法触及。Allen 实验阴性。

　　患者在第二次取栓术后 2 天就安排了重新建立右上臂 AVF 的手术，并且在术中对现有的 AVG 再次行造影及腔内介入治疗。AVG 造影提示患者静脉端吻合口有 60% 的再狭窄（图 14-18）。最开始使用 Enforcer 6mm/40 球囊（Cook Medical Inc. Bloomington，IN，US）处理病变（图 14-19），并随后置入Complete SE 7mm/40 支架（Medtronic Inc. Minneapolis，MN，US）。支架远端置入人工血管端，近端延伸进入腋静脉约 1cm（图 14-20）。同期还造影评估了

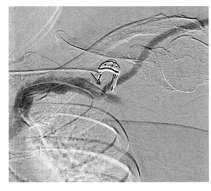

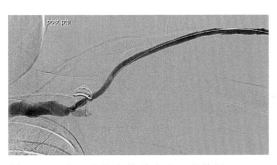

图 14-18　通过左侧 BA AVG 进行的静脉造影提示，人工血管与静脉吻合口处出现再狭窄（箭头）

图 14-19　人工血管与静脉吻合口处使用 Enforcer 6mm/40 球囊对狭窄进行球囊扩张之后的静脉造影

动脉吻合口端情况。吻合口处人工血管约30%轻度狭窄，人工血管并没有明显的狭窄（图14-21）。由于在该部位AVG震颤较强，动脉端并无干预指征。

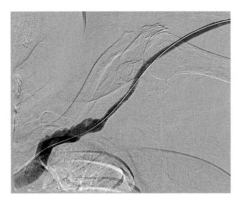

图14-20　人工血管与静脉吻合口处置入
Complete SE 7mm/40 支架后的造影结果

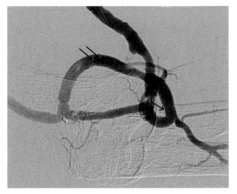

图14-21　左侧BA AVG动脉支的造影图像提示，吻合口附近轻度狭窄（单箭头）及通畅地跨过AVG动脉端吻合口，从肱动脉近端到远端的移植段人工血管（双箭头）

对于右侧的AVF，笔者采用了臂丛麻醉，并且通过副头静脉行造影。选择建立肱动脉-副头静脉AVF而不是肱动脉-贵要静脉AVF或肱动脉-贵要静脉转位AVF，除了就血管管腔条件考虑之外，利用（副）头静脉建立的AVF所需成熟时间较短也是重要原因，特别是在无法预测左侧的AVG还可以维持多久的情况下。术中探查发现，肘窝部的副头静脉管径有3mm，但是静脉造影提示近端头静脉有一段管壁明显硬化且管腔仅1.5mm。同时在右锁骨下静脉与头臂静脉的交界部位也有一短段重度狭窄。在右侧锁骨下静脉及头静脉周围，可以看到大量侧支开放（图14-22）。

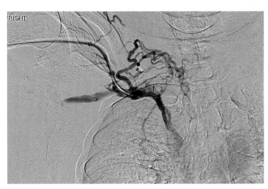

图14-22　右侧中心静脉造影显示，右锁骨下静脉与头臂静脉交界部位的短段重度狭窄。在狭窄病变段周围可以见到大量侧支开放

这两段病变分别使用了 Mustang 5mm/60 球囊（Boston Scientific Co，MA，US）、7mm/40 球囊进行球囊扩张，随后在右侧中心静脉置入 Zilver 8mm/60 支架（Cook Medical Inc. Bloomington，IN，US）。再次造影可见管腔明显改善，并且侧支也明显减少（图14-23）。上臂近端头静脉有明显弹性回缩，但是造影剂可以平顺地快速通过。随后行手术建立AVF。直到2015年6月，左侧肱动脉-腋静脉AVG仍然功能良好，透析过程中静脉压为120～150mmHg。超声检查提示，

远段及上臂中段副头静脉直径为 5.0 ～ 5.5mm。上臂近端头静脉管壁仍然硬化且管径仅 1.5mm。从上臂中段副头静脉可以观察到粗大的侧支静脉显露。由于其上臂中段皮下脂肪厚度为 7 ～ 8mm，计划等待该副头静脉 AVF 管径扩张至更大时（约 7mm）再开始穿刺使用。

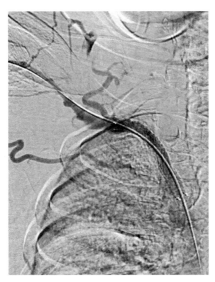

图 14-23 经过球囊扩张和支架置入后的右侧中心静脉造影图像

参 考 文 献

1. Jennings WC, Taubman KE. Alternative autogenous arteriovenous hemodialysis access options. *Semin Vasc Surg.* 2011; **24**: 72–81.
2. Jean-Baptiste E ,Hassen-Khodja R, Haudebourg P, *et al.* Axillary loop grafts for hemodialysis access: midterm results from a single-center study. *J Vasc Surg.* 2008; **47**: 138–143.
3. Morsy MA, Khan A, Chemla ES. Prosthetic axillary-axillary arteriovenous straight access (necklace graft) for difficult hemodialysis patients: A prospective single-center experience. *J Vasc Surg.* 2008; **48**: 1251–1254.
4. Katzman HE, McLafferty RB, Ross JR, *et al.* Initial experience and outcome of a new hemodialysis access device for catheter-dependent patients. *J Vasc Surg.* 2009; **50**: 600–607.
5. Jones RG, Inston NG, Brown T. Arteriovenous fistula salvage utilizing a hybrid vascular graft. *J Vasc Access.* 2014; **15**(2): 135–137.
6. Shenoy S. Innovative surgical approaches to maximize arteriovenous fistula creation. *Semin Vasc Surg.* 2007; **20**: 141–147.
7. Daphne Pierre-Paul D, Williams S, Lee T, *et al.* Saphenous vein loop to femoral artery arteriovenous fistula: a practical alternative. *Ann Vasc Surg.* 2004; **18**: 223–227.
8. Correa JA, Abreu LC, Pires AC, *et al.* Saphenofemoral arteriovenous fistula as hemodialysis access. *BMC Surg.* 2010, **10**: 28.
9. Oto T. Endoscopic saphenous vein harvesting for hemodialysis vascular access creation in the forearm: A new approach for arteriovenous bridge graft. *J Vasc Access.* 2003; **4**(3): 98–101.

10. Alomran F, Boura B, Mallios A, *et al*. Tagliatelle technique for arteriovenous fistula creation using a great saphenous vein semipanel graft. *J Vasc Surg*. 2013; 58: 1705–1708.

11. Bourquelot P, Rawa M, Van Laere O, *et al*. Long-term results of femoral vein transposition for autogenous arteriovenous hemodialysis access. *J Vasc Surg*. 2012; 56: 440–445.

12. Antoniou GA, Lazarides MK, Georgiadis GS, *et al*. Lower-extremity arteriovenous access for haemodialysis: a systematic review. *Eur J Vasc Endovasc Surg*. 2009; **38**: 365–372.

13. Rueda CA, Nehler MR, Kimball TA, *et al*. Arteriovenous fistula construction using femoral vein in the thigh and upper extremity: single-center experience. *Ann Vasc Surg*. 2008; **22**(6): 806–814.

14. Uzun A, Diken AI, Yalçınkaya A, *et al*. Long-term patency of autogenous saphenous veins vs. PTFE interposition graft for prosthetic hemodialysis access. *Anadolu Kardiyol Derg*. 2014; **14**(6): 542–546.

15. Hamish M, Shalhoub J, Rodd CD, *et al*. Axillo-iliac conduit for haemodialysis vascular access. *Eur J Vasc Endovasc Surg*. 2006; **31**(5): 530–534.

16. Kopriva D, Moustapha A. Axillary artery to right atrium shunt for hemodialysis access in a patient with advanced central vein thrombosis: a case report. *Ann Vasc Surg*. 2006; **20**(3): 418–421.

17. Moncef G. Arterio-arterial graft interposition and superficial femoral vein transposition: an unusual vascular access. *Saudi J Kidney Dis Transpl*. 2005; **16**(2): 171–175.

第十五章
多学科协作优化血液透析通路的管理

Jackie P.Ho

叶红译

一、多学科协作管理团队的建立

终末期肾病患者血液透析治疗涉及多方面的问题，不同部门提供不同的需求。血液透析通路的评估和建立通常是由外科医师在医院或诊所完成，肾脏病专科医师负责解决医疗方面的问题及透析方案的评估，透析中心的护士则负责血管通路的穿刺及通路护理方面的工作。

除了手术和医疗方面，很多长期透析患者可能还有经济和心理方面的问题。为了更有效全面地做好透析患者的健康管理，有必要成立多学科诊疗管理团队[1-4]。团队成员包括肾脏病专科医师、血管通路外科医师（普外科或血管外科医师）、介入科医师、血液透析中心护士、血液透析通路专科护士及其他医疗社会工作者，此外还应有感染科专科医师的参与。这种多学科协作管理模式因涉及多学科、多部门，因此有必要形成一定的共识和有效的沟通模式。Berdui 建议透析中心和协作医院需就血管通路的管理建立共同的诊疗规范，来处理可疑的通路失败和感染。Curitis 等评价了多学科协作和只有肾脏病专科两种诊疗模式对透析患者临床预后的影响，提示多学科协作模式提高了透析患者的生存率。

在笔者团队，肾脏病专科医师决定患者（包括还未开始透析的严重肾病患者）血管通路建立的时机，制订透析相关诊疗方案，监测血管通路的功能。血管外科医师负责通路的建立、监测和维护，包括通路失功时的修复。团队制订了标准的备忘录与透析中心进行沟通，通常使用图例描述患者血管通路的情况。在患者的手臂上标记"A"和"V"，患者通过手机拍摄后保存图片，透析时将图片出示给透析护士，这样护士对建议的穿刺部位一清二楚（图 15-1，图 15-2）。同样透析中心的护士也会将患者透析时的病情变化、透析中通路流量、动静脉压等相关参数反馈给血管外科医师（图 15-3a）。部分透析中心每月会对患者的通路流量进行监测和评估（图 15-3b）。解决通路失功和血栓形成需要大量人力、物力，血管腔内治疗需要外科医师、放射科医师及介入肾脏科医师依

· 183 ·

靠现有资源及早干预。

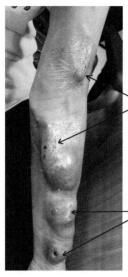

通畅的瘘静脉标记出建议用于
出血穿刺和回血穿刺区域

已经血栓闭塞的瘤样扩张
病变区域

图 15-1　在患者上肢标记用于出血穿刺"A"和回血穿刺"V"，并通过手机拍摄后保存图片，以便告知透析护士穿刺部位。图中患者由于出血结扎了左上肢腕部的头静脉 - 桡动脉内瘘，其后行左前臂静脉与肱动脉远端的侧侧吻合建立动静脉内瘘。左前臂远端动脉瘤处已堵塞，前臂近心端瘤样变区域及上臂头静脉、贵要静脉是通畅的

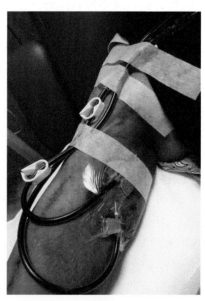

图 15-2　透析患者在医院门诊透析时上臂贵要静脉 - 肱动脉内瘘穿刺点及穿刺的方向，以便于转诊到社区透析中心时护士更好地完善穿刺

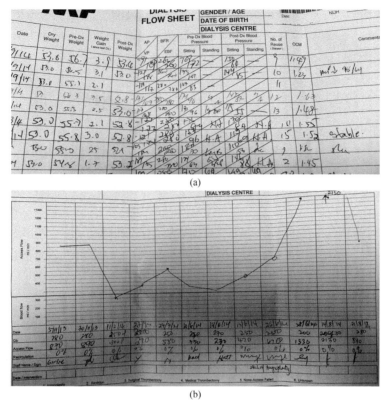

(a)

(b)

图 15-3　透析中心提供患者透析时的透析数据，包括动静脉压（a）及透析时血流量（b）等相关参数的图表

血液透析通路专科护士在团队中发挥了很重要的作用，为外科医师、透析护士、肾脏病专科医师、患者和其他医疗工作者架起了一座桥梁（图 15-4）。患者出现通路问题首先会咨询血液透析通路专科护士。通路专科护士也会帮其协调治疗费用、家庭、看护方面的问题。

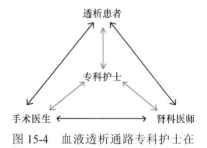

图 15-4　血液透析通路专科护士在多学科协作管理团队中的作用

二、重视前臂及上臂静脉资源的保护

慢性肾脏病 4 期或 5 期患者需要开始注意保护自己的血管资源。许多肾病患者因肺部、泌尿道感染，糖尿病相关并发症（包括糖尿病足及皮肤溃疡）需要住院治疗。入院后患者需要静脉注入抗生素或其他药物，前臂及肘部的表浅静脉会因反复穿刺发生狭窄及纤维化（图 15-5），最终失去建立自体动静脉内瘘的血管条件。大多数医疗单位，静脉套管针的置入几乎都由低年资医师、护士和抽血者

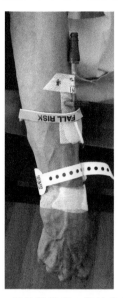

图 15-5　慢性肾脏病 4 期的患者虽然有良好的手背静脉，但医护人员仍然在头静脉处放置了一个留置针

完成，危重症（如脓毒血症、休克及出血）患者大量补液时往往也会以内径较大的穿刺针在头静脉远端建立静脉通道。如非危急情况，建议使用 20G 或 22G 套管针在手背静脉穿刺。手背静脉浅显易见，但皮下组织疏松，静脉易滑动，穿刺较为困难。有些中心的医护人员会给准备建立血管通路行透析治疗的晚期肾病患者在其非优势侧上肢佩戴有"请勿穿刺"字样的标识手环。但是若非优势侧上肢血管条件不佳或存在皮损等情况不适宜建立 AVF 时便需选择优势侧上肢。同样，当一侧上肢耗尽无法再建立通路时也会选择对侧肢体建立新通路。因此，对于 CKD 患者，医护人员应重视其所有有效静脉资源的保护 [5]，诊疗操作中尽可能使用患者的手背静脉，患者（包括早期肾功能不全患者）本人入院后也应对医护人员作相应的提醒使血管资源得到保护。当然，紧急抢救时若无可穿刺的静脉，AVF 也可以穿刺。

三、重视患者参与血管通路的护理

对肾脏病患者进行健康宣教，让其参与血管通路的日常护理是非常重要的。KDOQI（2006）[6]指南建议应对所有血液透析患者进行血管通路的健康宣教，包括了解自身血管通路的血流量；及时告知震颤的强弱变化；保持自身及通路侧的卫生；避免在通路侧加压；了解并实施穿刺点的压迫止血；识别通路的感染；监测无菌穿刺；经常更换穿刺点、避免定点穿刺。通路的健康宣教应在患者开始透析治疗前开展。

患者因年龄、种族及文化差异，理解和接受能力也各不相同。健康宣教的内容应言简意赅，可用大量图表释义，尽可能利用多媒体电教形式。多学科协作管理团队中的所有成员都要充分掌握通路宣教的内容并传授给患者及家属。

四、内瘘穿刺方法

区域法穿刺、绳梯法穿刺及扣眼法穿刺

目前血管通路的穿刺技术包括区域法穿刺、绳梯法穿刺及扣眼法穿刺。

（1）区域法穿刺是指在通路同一区域的反复穿刺（图 15-6，图 15-7）。通路经数次穿刺后穿刺区域的血管和表皮发生了粘连，穿刺的成功率会提高，同时穿刺时皮肤的痛觉也会减轻，但区域法穿刺易导致通路动脉瘤的形成、反复穿刺部位皮肤溃烂（图 15-8）及引起瘘血管的狭窄。

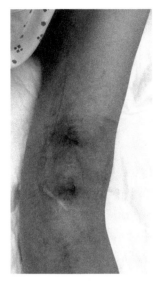

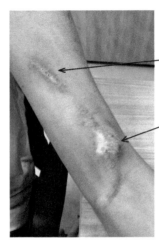

修正后改用绳梯法穿刺的人工血管

最初对人工血管采用区域法穿刺，导致人工血管出现瘤样变，并且表面的皮肤也变得菲薄

图 15-6　左上臂头静脉 - 肱动脉内瘘区域法穿刺后出现瘘静脉瘤样扩张

图 15-7　区域法穿刺及随后修正采用绳梯法穿刺的左上肢贵要静脉 - 肱动脉人工血管动静脉内瘘

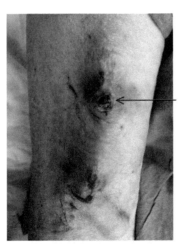

皮肤破溃、内瘘血管暴露

图 15-8　右侧上臂头静脉 - 肱动脉内瘘穿刺处皮肤破溃、皮下内瘘段血管暴露于体外

（2）绳梯法穿刺（又称阶梯法穿刺）：指通路穿刺区域从远端至近端每隔一小段距离进行穿刺，一段时间后再沿顺序进行反复穿刺（图 15-7，图 15-9）。

绳梯法穿刺每次变换穿刺部位，因此可有效减少对通路（包括自体静脉及移植物）的损伤。血管欠缺足够穿刺长度或瘘深浅不一，穿刺困难的患者未必适合绳梯法穿刺。

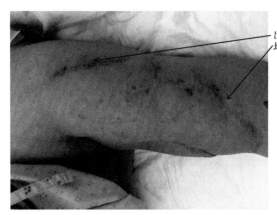

出血区域和回血区域均采用绳梯法穿刺

图 15-9　左上臂腋静脉 - 肱动脉人工血管动静脉内瘘的绳梯法穿刺

　　（3）扣眼法穿刺：指同一角度、同一穿刺点反复穿刺后，表皮、皮下组织到血管形成隧道的一种穿刺方法。该技术要求穿刺者（训练有素的临床医师或护士）每次在同一个穿刺点以同样的角度及深度穿刺。穿刺初期使用普通锐针进行穿刺，隧道建立后换用钝针穿刺。该技术仅适用于自体动静脉内瘘的穿刺，人工血管动静脉内瘘不适合使用此方法。当患者自体动静脉内瘘可供穿刺区域局限时，扣眼法穿刺不失为最佳选择。此外，穿刺部位皮肤松弛或居家透析的患者也可以选择扣眼法穿刺。但是目前新加坡只有很少一部分透析患者使用此穿刺方法。

　　德国的一项多中心大型队列研究（171 个透析中心 7058 名透析患者）发现[8]，65.8% 的透析穿刺使用区域法、28.2% 的穿刺使用绳梯法，扣眼法穿刺仅占 6.0%。与绳梯法、扣眼法穿刺技术相比，区域法穿刺更易导致通路失功。Calgary[9] 在一项 140 例透析患者的随机对照研究中发现，扣眼法穿刺与绳梯法穿刺具有相同的通路通畅率，穿刺的疼痛感减少但通路的感染率增加。有关扣眼法和绳梯法穿刺的一篇综述表明[9]，只有在观察性研究中发现，扣眼法穿刺疼痛感较轻，随机对照研究并未得出该结论。该综述同样认为扣眼法穿刺通路感染率及全身感染率较高。建议临床医护人员在选择穿刺方法时结合每种穿刺技术的特点，根据患者自身及血管通路的具体情况选择，并充分告知透析中心。

五、透析中心感染的防治

　　感染是血液透析患者住院治疗的常见原因。透析中心每天都需要做 TCC 及动静脉内瘘的操作和护理，透析中心的环境、设备、感控条例、工作人员及患者的教育监督等与血管通路感染的发生密切相关[12-14]。Higgins[15] 在爱尔兰的一项调查性研究中发现，尽管透析中心已确立感染控制条例，但是透析护士对感控的认识及执行仍然存在较大的漏洞。为了更好地控制透析感染的发生率，需要不时更新感控条例及相关指南，并对透析中心工作人员加强感控监督。透析中心可以在一些国际指南的基础上建立适合各自的感控条例，国际指南如下。

（1）感染控制及流行病学会（Association for Professionals in Infection Control and Epidermiology，APIC）控制透析中心感染发生指南。

（2）疾病控制与预防中心（Centers for Disease Control and Infection，CDC）健康相关性感染指南。

Patel等报道通过采取适用的感染控制指南及严格的监督制度可达到持续质量改进，有效减少各类感染，包括通路相关的血液感染。

六、不同透析模式——间断透析和每日短时透析或夜间透析的比较

近年来，基于希望减少透析间期患者体内代谢变化及模拟患者正常生理功能，有很多研究建议加强透析频率，倾向于每日短时透析或夜间透析而非目前常规的每周两次或三次透析方案。再者夜间透析不影响患者日间正常的工作及活动，从而提高患者的生活质量。观察性研究表明，高频率的居家透析可降低患者的全因死亡率[17]。一项小型RCT研究表明，高频率的夜间透析可显著降低左心室肥厚、改善血压、更好地控制血磷[18]，然而另一项RCT研究则表明，每日短时透析或夜间透析并不能显著改善患者的死亡率及左心室肥大[19]，因此需要更多的随机对照研究来考证哪一种透析模式更好。

目前新加坡只有少部分患者行居家血液透析。居家血液透析时，患者血管通路的穿刺及整个透析过程由其本人或看护执行。Cafazzo等[20]报道，对于居家透析患者及看护，最大的障碍是惧怕通路穿刺、缺乏血液透析操作和处理突发情况的经验。因此对于制度允许行居家透析的地区，良好的教育和培训课程能为患者及看护提供强有力的保障。

肾脏病患者血液透析通路的建立、监测和维护涉及多学科、多部门，需要不同的专家和技术。透析通路质量不仅与患者健康密切相关，同时也与公共卫生资源息息相关。因此需要建立一支多学科协作的血液透析通路管理团队，优化血液透析通路管理的各层面。

参 考 文 献

1. Santoro D, Benedetto F, Mondello P, et al. Vascular access for hemodialysis: current perspectives. *Int J Nephrol Renovasc Dis.* 2014; **8**(7): 281–294.
2. Medkouri G, Aghai R, Anabi A, et al. Analysis of vascular access in hemodialysis patients:

a report from a dialysis unit in Casablanca. *Saudi J Kidney Dis Transpl.* 2006; **17**(4): 516–520.

3. Berdud I, Arenas MD, Bernat A, *et al.* Appendix to dialysis centre guidelines: recommendations for the relationship between outpatient haemodialysis centres and reference hospitals. Opinions from the Outpatient Dialysis Group. Grupo de Trabajo de Hemodiálisis Extrahospitalaria. *Nefrologia.* 2011; **31**(6): 664–669.

4. Curtis BM, Ravani P, Malberti F, *et al.* The short- and long-term impact of multi-disciplinary clinics in addition to standard nephrology care on patient outcomes. *Nephrol Dial Transplant.* 2005; **20**(1): 147–154.

5. Akoh JA, Dutta S. Autogenous arteriovenous fistulas for haemodialysis: a review. *Niger Postgrad Med J.* 2003; **10**(2): 125–130.

6. KDOQI 2006 Updates Clinical Practice Guidelines and Recommendations. Clinical Practice Recommendations for Vascular Access. Clinical Practice Recommendations for Guideline 4: Detection of Access Dysfunction: Monitoring, Surveillance, and Diagnostic Testing.

7. Jennings WC, Galt SW, Shenoy S, *et al.* The venous window needle guide, a hemodialysis cannulation device for salvage of uncannulatable arteriovenous fistulas. *J Vasc Surg.* 2014; **60**(4): 1024–1032.

8. Parisotto MT, Schoder VU, Miriunis C, *et al.* Cannulation technique influences arteriovenous fistula and graft survival. *Kid Int.* 2014; **86**: 790–797.

9. Macrae JM, Ahmed SB, Hemmelgarn BR, *et al.* Arteriovenous fistula survival and needling technique: long-term results from a randomized buttonhole trial. *Am J Kidney Dis.* 2014; **63**(4): 636–642.

10. Wong B, Muneer M, Wiebe N, *et al.* Buttonhole versus rope-ladder cannulation of arteriovenous fistulas for hemodialysis: a systematic review. *Am J Kidney Dis.* 2014; **64**(6): 918–936.

11. Grudzinski A, Mendelssohn D, Pierratos A, *et al.* A systematic review of buttonhole cannulation practices and outcomes. *Semin Dial.* 2013; **26**(4): 465–475.

12. Arenas MD, Sanchez-Paya J, Barril G, *et al.* A multicentric survey of the practice of hand hygiene in haemodialysis units: Factors affecting compliance. *Nephrol Dial Transplant.* 2005; **20**: 1164–1171.

13. Cimiotti JP, Aiken LH, Sloane DM *et al.* Nurse staffing, burnout, and healthcare-associated infection. *Am J Infect Control.* 2012; **40**: 486–490.

14. Karkar A, Bouhaha BM, Dammang ML. Infection control in hemodialysis units: A quick access to essential elements. *Saudi J Kidney Dis Transpl.* 2014; **25**(3): 496–519.

15. Higgins M, Evans DS. Nurses' knowledge and practice of vascular access infection control in haemodialysis patients in the Republic of Ireland. *J Ren Care.* 2008; **34**(2): 48–53.

16. Patel PR, Yi SH, Booth S, *et al.* Bloodstream infection rates in outpatient hemodialysis facilities participating in a collaborative prevention effort: a quality improvement report. *Am J Kidney Dis.* 2013; **62**(2): 322–330.

17. Georgianos PI, Sarafidis PA. Pro: Should we move to more frequent haemodialysis schedules? *Nephrol Dial Transplant.* 2015; **30**(1): 18–22.

18. Culleton BF, Walsh M, Klarenbach SW, *et al.* Effect of frequent nocturnal hemodialysis vs conventional hemodialysis on left ventricular mass and quality of life. A randomized controlled trial. *JAMA* 2007; **298**: 1291–1299.

19. Rocco MV, Jr Lockridge RS, Beck GJ, *et al.* The effects of frequent nocturnal home hemodialysis: the Frequent Hemodialysis Network Nocturnal Trial. *Kidney Int.* 2011; **80**(10): 1080–1091.

20. Cafazzo JA, Leonard K, Easty AC, *et al.* Patient-perceived barriers to the adoption of nocturnal home hemodialysis. *Clin J Am Asoc Nephrol.* 2009; **4**: 784–789.